社区医师培训教材

国家"十二五"重大专项基金资助

病毒性肝炎

诊疗及管理

主　编　范小玲　成　军

编　者（以姓氏拼音排序）

成　军　段雪飞　范小玲　高学松

江宇泳　李蕴铷　李　坪　刘景院

刘　敏　罗　艳　欧蔚妮　孙静媛

谢　尧　闫　杰　杨　钧

U0213892

人民卫生出版社

图书在版编目(CIP)数据

病毒性肝炎诊疗及管理/范小玲,成军主编. —北京:人民
卫生出版社,2013.12

ISBN 978-7-117-18298-0

Ⅰ.①病…　Ⅱ.①范…②成…　Ⅲ.①病毒性肝炎-诊疗
Ⅳ.①R512.6

中国版本图书馆 CIP 数据核字(2013)第 256763 号

| 人卫社官网 | www.pmph.com | 出版物查询,在线购书 |
| 人卫医学网 | www.ipmph.com | 医学考试辅导,医学数据库服务,医学教育资源,大众健康资讯 |

病毒性肝炎诊疗及管理

主　　编:范小玲　成　军

出版发行:人民卫生出版社(中继线 010-59780011)

地　　址:北京市朝阳区潘家园南里 19 号

邮　　编:100021

E - mail:pmph @ pmph.com

购书热线:010-59787592　010-59787584　010-65264830

印　　刷:三河市双峰印刷装订有限公司

经　　销:新华书店

开　　本:710×1000　1/16　　印张:9

字　　数:166 千字

版　　次:2013 年 12 月第 1 版　2013 年 12 月第 1 版第 1 次印刷

标准书号:ISBN 978-7-117-18298-0/R·18299

定　　价:23.00 元

打击盗版举报电话:010-59787491　E-mail:WQ @ pmph.com
(凡属印装质量问题请与本社市场营销中心联系退换)

序

　　病毒性肝炎是我国常见的一种重要传染病,其中乙型肝炎病毒感染和丙型肝炎病毒感染后有部分患者进展为慢性肝炎、肝硬化甚至肝癌,是我国疾病负担最重的疾病之一,对人民健康造成了极大的危害。病毒性肝炎的控制重在预防和管理,我国的乙肝疫苗免疫接种政策取得了很好的效果,明显降低了乙型肝炎的发病率,在慢性乙肝的总体控制中发挥了十分重要的作用。目前尚无丙肝疫苗供临床应用,但是慢性乙、丙型肝炎的抗病毒治疗的进展和推广使很多患者病情得到很好的控制。

　　由于慢性病毒性肝炎的病程漫长,肝硬化晚期患者生活质量差,长期治疗费用较高,给国家、家庭和个人带来沉重的精神及经济负担。因此,为引起国家和相关医务人员的极大重视,原卫生部(现国家卫生计生委)将病毒性肝炎作为"十一五"和"十二五"期间重点防控的传染病之一。由首都医科大学附属北京地坛医院在"十一五"期间提出的"诊疗在医院、管理在社区"慢性乙型肝炎新型管理模式,在北京市朝阳示范区验证试运行取得较明显效果,并在北京通州区和昌平区进行了推广。

　　为了进一步提高基层医院和社区全科医生的病毒性肝炎诊治及管理水平,让更多的社区医师在病毒性肝炎诊治及管理的培训制度化,首都医科大学附属北京地坛医院的范小玲教授、成军教授主编了《病毒性肝炎诊疗及管理》社区医师培训教材。这本教材从实际出发,简明实用,疾病管理流程清晰,对社区医务人员诊断和治疗病毒性肝炎,积极参与防控和管理慢性乙型和慢性丙型肝炎患者具有较大的实用价值,此书的出版发行希望能在防治病毒性肝炎的长期工作中发挥积极的作用。

毛　羽

北京市医院管理局副局长,主任医师,教授

2013 年 10 月

前　言

　　病毒性肝炎是全球常见的传染性疾病之一,在我国有较高的发病率。慢性乙型和丙型肝炎病毒感染是发展成肝硬化、肝衰竭和肝癌的主要危险因素,严重危害着人们的身心健康,国家和相关的医学专家极为重视病毒性肝炎的防控工作。为此,国家科技部、原卫生部(现国家卫生计生委)将病毒性肝炎的防治研究列为国家"十一五"重大科技研究项目。在开展《北京市朝阳区艾滋病和病毒性肝炎等重大传染病综合防治示范区建设研究》的课题期间,北京地坛医院提出了"诊疗在医院、管理在社区"慢性乙型肝炎新型管理模式,在北京市朝阳示范区验证试运行,取得了较明显效果,并作为北京市科技成果在通州区和昌平区进行了推广,该课题获得"十二五"重大科技项目(2012ZX10004904)的延续资助。

　　为了让社区防治病毒性肝炎大有可为,提高社区医师的病毒性肝炎诊治管理能力,完善慢性肝炎病毒感染者管理流程,让社区医师更好地参与防控和管理病人,特在《乙型肝炎诊疗及管理》基础上更新和扩展内容,编写了《病毒性肝炎诊疗及管理》社区医师培训教材,希望能在病毒性肝炎的防治工作中发挥较大的作用。本书作者均是长期从事病毒性肝炎临床工作的主任和副主任医师,本书根据病毒性肝炎研究的进展和参考相关的诊疗指南,并结合临床诊疗经验,简明、重点地介绍了病毒性肝炎、肝硬化和肝癌的预防、诊断和治疗方法,同时也较为详细地介绍了慢性肝炎患者的日常保健知识以及临床医师与患者双向沟通的技巧。旨在提高基层医院和社区医生的病毒性肝炎诊疗水平,指导合理检查,合理用药,并向慢性病毒性肝炎患者和健康人群普及自我管理和预防保健知识。

　　由于慢性病毒性肝炎社区诊疗管理仍然属于初级阶段,尤其是专科医院与社区医院双向转诊的标准尚在试行,该标准设定的可行性还有待进一步论证,因此,还有待完善。由于编者水平有限,难免有疏漏或错误,期望不吝指正。

主　编

首都医科大学附属北京地坛医院

2013 年 10 月

目 录

第一章 病毒性肝炎概论

第一节 病毒性肝炎病原学

一、甲型肝炎病毒

甲型肝炎病毒（hepatitis A virus,HAV）是一种单股线状正链 RNA 病毒。HAV 进入细胞后,病毒 RNA 进入细胞质,合成负链 RNA,作为模板合成多条正链 RNA 分子。子代 RNA 分子一部分继续参与复制 RNA 的循环,另一部分参与包装组成完整病毒颗粒。

HAV 只有一个血清型,但有 6 个基因型。目前,世界上流行或散发的人源 HAV 毒株绝大多数为基因Ⅰ型,约占 80%,其他基因型极少。

HAV 对 20%乙醚、氯仿等耐受,对热也具有较强的耐受性,60℃ 4h 不能将其灭活,在 4℃可存活数月。加热 100℃,5min、高压蒸汽(121℃,20min)及甲醛、高锰酸钾、碘、氯等处理均可使之灭活。

二、乙型肝炎病毒

乙型肝炎病毒（hepatitis B virus,HBV）属嗜肝 DNA 病毒科,基因组长约 3.2kb,为部分双链环状 DNA。

HBV 侵入人体后,与肝细胞膜上的受体结合,脱去包膜,穿入肝细胞质内,然后脱去衣壳,部分双链环状 HBV DNA 进入肝细胞核内,在宿主酶的作用下,以负链 DNA 为模板延长正链,修补正链中的裂隙区,形成共价闭合环状 DNA (cccDNA),然后以 cccDNA 为模板,在宿主 RNA 聚合酶Ⅱ的作用下,转录成几种不同长短的 mRNA,其中 3.5kb 的 mRNA 含有 HBV DNA 序列上全部遗传信息,称为前基因组 RNA。后者进入肝细胞质作为模板,在 HBV 逆转录酶作用下,合成负链 DNA;再以负链 DNA 为模板,在 HBV DNA 聚合酶作用下,合成正链 DNA,形成子代的部分双链环状 DNA,最后装配成完整的 HBV,释放至肝细胞外。胞质中的子代部分双链环状 DNA 也可进入肝细胞核内,再形成 cccDNA 并继续复制。cccDNA 半衰期长,很难从体

1

内彻底清除。

HBV 含 4 个部分重叠的开放读码框（ORF），即前 S/S 区、前 C/C 区、P 区和 X 区。前 S/S 区编码大（前 S1、前 S2 及 S）、中（前 S2 及 S）、小（S）3 种包膜蛋白；前 C/C 区编码 HBeAg 及 HBcAg；P 区编码聚合酶；X 区编码 X 蛋白。

前 C 区和基本核心启动子（BCP）的变异可产生 HBeAg 阴性变异株。前 C 区最常见的变异为 G1896A 点突变，形成终止密码子（TAG），不表达 HBeAg。BCP 区最常见的变异是 A1762T/G1764A 联合点突变，选择性地抑制前 C mRNA 的转录，降低 HBeAg 合成。

P 基因变异主要见于 POL/RT 基因片段（349～692 aa，即 rt1～rt344）。在拉米夫定治疗中，最常见的是酪氨酸-蛋氨酸-天门冬氨酸-天门冬氨酸（YMDD）变异，即由 YMDD 变异为 YIDD（rtM204I）或 YVDD（rtM204V），并常伴有 rtl180M 变异，且受药物选择而逐渐成为对拉米夫定耐药的优势株。

S 基因变异可导致隐匿性 HBV 感染，表现为血清 HBsAg 阴性，但仍可有 HBV 低水平复制（血清 HBV DNA 常 $< 10^4$ copies/ml）。

根据 HBV 全基因序列差异≥8%或 S 区基因序列差异≥4%，目前 HBV 分为 A～H 8 个基因型。病毒基因型检测可对干扰素治疗效果进行预测：A 基因型慢性乙型肝炎患者对干扰素治疗的应答率高于 D 基因型，B 基因型高于 C 基因型；A 和 D 基因型又高于 B 和 C 基因型。基因型是否影响核苷（酸）类似物的疗效尚未确定。

HBV 的抵抗力较强，但 65℃ 10 h、煮沸 10min 或高压蒸气均可灭活 HBV。含氯制剂、环氧乙烷、戊二醛、过氧乙酸和碘伏等也有较好的灭活效果。

三、丙型肝炎病毒

丙型肝炎病毒最早被称为非甲非乙型肝炎病毒，后通过分子克隆技术获得病毒基因克隆，命名为丙型肝炎病毒（HCV）。HCV 为单股正链 RNA 病毒。

丙型肝炎呈全球性流行，是欧美及日本等国家终末期肝病的最主要原因。据世界卫生组织统计，全球 HCV 的感染率约为 3%，全国血清流行病学调查资料显示，我国一般人群抗-HCV 阳性率为 3.2%。各地抗-HCV 阳性率有一定差异。HCV 目前可分为 6 个基因型及不同亚型，HCV1b 和 2a 基因型在我国较为常见，其中以 1b 型为主；某些地区有 1a、2b 和 3b 型报道；6 型主要见于香港和澳门地区，在南方边境省份也可见此基因型。

四、丁型肝炎病毒

丁型肝炎病毒（HDV）是一种缺陷病毒，必须在 HBV 或其他嗜肝 DNA 病毒的辅助下才能复制增殖。

切断 HDV 的传播途径是主要预防措施之一，如尽量避免反复输血或使用血制品，戒除药瘾，严格注射器、针头与针灸针的消毒，认真作好病人的早期诊断与隔离，患者排泄物与用品的消毒等。此外，防止医源性传播对本病的预防也甚为重要。

五、戊型肝炎病毒

戊型肝炎病毒（HEV）是单股正链 RNA 病毒。根据 HEV 不同分离株基因组核苷酸的差异，至少分为四个基因型。

HEV 预防重点是切断粪-口传播途径，因此需加强粪便及饮用水的管理。通过加强卫生宣教改善环境卫生，认真贯彻执行食品卫生法等，提高人们的防病意识和卫生素质，戊肝是可以预防的。HEV 在碱性环境中稳定，有镁、锰离子存在情况下可保持其完整性，对高热敏感，煮沸可将其灭活。

第二节　病毒性肝炎流行病学

一、甲型肝炎

（一）传染源
甲型肝炎患者和亚临床感染者是本病的主要传染源。甲型肝炎患者在潜伏期后期及黄疸出现前 2～3 周传染性最强。发病 1 周内，粪便排毒量急剧减少。本病无慢性 HAV 携带者。

（二）传播途径
本病主要传播途径是粪-口传播。日常生活接触是散发性发病的主要传播途径，水源或食物严重污染可引起暴发流行。

（三）易感人群
人对 HAV 普遍易感，绝大多数为隐性或亚临床型感染。成人多因早年隐性感染而获得免疫力。我国甲型肝炎以学龄前儿童发病率最高，青年次之。

（四）流行特征
甲型肝炎是世界性疾病，但流行情况与社会、经济状况和卫生水平密切相关,多见于经济欠发达国家。我国多数地区甲型肝炎流行以冬、春季节为主,但近年来有些地区的季节性已不明显,呈全年散发。

二、乙型肝炎

(一) 传染源

主要是 HBV 携带者和乙型肝炎患者。由于 HBV 慢性携带者人数众多,多无症状,活动范围大,因而是乙型肝炎最重要的传染源。

(二) 传播途径

HBV 主要经血和血制品、母婴、破损的皮肤和黏膜及性接触传播。围生期传播是母婴传播的主要方式,多为在分娩时接触 HBV 阳性母亲的血液和体液传播。经皮肤黏膜传播主要发生于使用未经严格消毒的医疗器械、注射器、侵入性诊疗操作和手术,以及静脉内滥用毒品等。其他如修足、文身、扎耳环孔、医务人员工作中的意外暴露、共用剃须刀和牙刷等也可传播。与 HBV 阳性者性接触,特别是有多个性伴侣者,其感染 HBV 的危险性明显增高。由于对献血员实施严格的 HBsAg 筛查,经输血或血液制品引起的 HBV 感染已较少发生。

日常工作或生活接触,如同一办公室工作(包括共用计算机等办公用品)、握手、拥抱、同住一宿舍、同一餐厅用餐和共用厕所等无血液暴露的接触,一般不会传染 HBV。经吸血昆虫(蚊、臭虫等)传播未被证实。

(三) 易感人群

人群对 HBV 普遍易感。新生儿、HBsAg 阳性者的家庭成员、经常接触乙型肝炎患者的医务人员等是重点的易感人群。

(四) 流行特征

HBV 感染呈世界性流行,但不同地区 HBV 感染的流行强度差异很大。据世界卫生组织报道,全球约 20 亿人曾感染过 HBV,其中 3.5 亿人为慢性 HBV 感染者,每年约有 100 万人死于 HBV 感染所致的肝衰竭、肝硬化和原发性肝细胞癌。

我国属于中度偏高的流行水平国家,一般人群的 HBsAg 阳性率为9.09%。接种与未接种乙型肝炎疫苗人群的 HBsAg 阳性率分别为 4.51% 和9.51%。经过近几年的乙肝疫苗接种的推广,HBsAg 阳性率有所下降。2006年我国乙肝血清流行病学调查发现,1～59 岁人群乙肝表面抗原携带率为7.18%,5 岁以下儿童的 HBsAg 仅为 0.96%。据此推算,全国约有 9300 万乙肝病毒感染者,我国流行的 HBV 基因型主要为 C 型和 B 型,因而干扰素抗病毒疗效不理想。

三、丙型肝炎

(一) 传染源

主要是丙型肝炎患者和无症状 HCV 感染者。

(二) 传播途径

1. 经血液传播 主要方式包括经输血和血制品传播和经破损的皮肤和黏膜传播。

2. 性传播 与 HCV 感染者性交及有性乱行为者感染 HCV 的危险性较高。同时伴有其他性传播疾病者,特别是感染人免疫缺陷病毒(HIV)者,感染 HCV 的危险性更高。

3. 母婴传播 抗-HCV 阳性母亲将 HCV 传播给新生儿的危险性为 2%,若母亲在分娩时 HCV RNA 阳性,则传播的危险性可高达 4%～7%;合并 HIV 感染时,传播的危险性增至 20%。HCV 病毒高载量可能增加传播的危险性。

4. 其他途径 仍有 15%～30%散发性丙型肝炎,无输血或肠道外暴露史,传播途径不明。

(三) 易感人群

人群普遍易感,反复、大量输血及血液制品者为高危人群;接受可疑 HCV 感染者器官的移植患者;静脉药瘾者;血友病患者;血液透析者;HIV 感染者。

(四) 流行特征

丙型肝炎呈全球性流行,是欧美及日本等国家终末期肝病的最主要原因。据世界卫生组织统计,全球 HCV 的感染率约为 3%,估计约 1.7 亿人感染 HCV,每年新发丙型肝炎病例约 3.5 万例。

四、丁型肝炎

(一) 传染源

主要为重叠感染 HDV 的乙型肝炎患者或慢性 HBsAg 携带者。

(二) 传播途径

输血和血制品是传播 HDV 的最重要途径之一,生活密切接触也可以传播,含病毒的分泌物可经破损的皮肤和黏膜而感染,HDV 也可以经性接触传播,母婴传播极为少见。

(三) 易感人群

HBV 感染者,包括慢性 HBsAg 携带者是 HDV 感染的高危人群,尤其是多次输血、静脉药瘾者。

（四）流行特征

HDV 感染呈世界性分布，但主要分布于南意大利和中东等地区。

五、戊型肝炎

（一）传染源

基因型Ⅰ和Ⅱ型戊型肝炎的传染源为戊型肝炎患者和亚临床感染者，Ⅲ和Ⅳ型主要传染源为患者和猪，牛、羊、啮齿类动物也可能是 HEV 的自然宿主，成为散发性戊型肝炎的传染源，但不易引起戊型肝炎的暴发性流行。

（二）传播途径

主要由粪-口传播，HEV 随病人粪便排出，污染食物、水源引起散发或暴发流行，发病高峰多在雨季或洪水后。潜伏期为 2～11 周，平均 6 周，临床患者多为轻中型肝炎，常为自限性，不发展为慢性。与甲型肝炎不同，人与人之间的接触传播较少见。

（三）易感人群

人群普遍易感，青壮年发病率高，儿童感染表现亚临床型较多，成人则多为临床型感染。

（四）流行特征

戊型肝炎主要发生在亚洲、非洲等发展中国家，发达国家仅有散发病例。

第三节　乙型和丙型肝炎病毒感染的自然史

一、乙肝病毒感染自然史

（一）慢性化感染

人感染 HBV 后，病毒持续 6 月仍未被清除者称为慢性 HBV 感染。感染时的年龄是影响慢性化的最主要因素。在围生期和婴幼儿时期感染 HBV 者中，分别有 90％和 25％～30％将发展成慢性感染。

HBV 感染的自然史一般可分为 4 期，即免疫耐受期、免疫清除期、非活动或低（非）复制期和再活动期。①免疫耐受期：其特点是 HBV 复制活跃，血清 HBsAg 和 HBeAg 阳性，HBV DNA 滴度较高（＞10^5 copies/ml），血清丙氨酸氨基转移酶（ALT）、天门冬氨酸氨基转移酶（AST）水平正常，肝组织学无明显异常。②免疫清除期：其表现为血清 HBV DNA 滴度＞10^5 copies/ml，但一般低于免疫耐受期，ALT、AST 持续或间歇升高，肝组织学有坏死炎症等表现。③非活动或低（非）复制期：其表现为 HBeAg 阴性，抗-HBe 阳性，HBV DNA 检测不到（PCR 法）或低于检测下限，ALT、AST 水平正常，肝组织学无明显炎症。④再活动期:部分处于非活动期的患者可能出现一次或数次的肝炎发作,多数表现为 HBeAg 阴性,抗-HBe 阳性,部分是由于前 C 区和(或)C 基因基本核心区启动子(BCP)变异导致 HBeAg 表达水平低下或不表达,HBV DNA 活动性复制、ALT 持续或反复异常,成为 HBeAg 阴性慢性乙型肝炎,这些患者可进展为肝纤维化、肝硬化、失代偿期肝硬化和肝癌。也有部分患者可出现自发性 HBsAg 消失(伴或不伴抗-HBs)和 HBV DNA 降低或检测不到,因而预后常良好。少部分此期患者可回复到 HBeAg 阳性状态(特别是在免疫抑制状态如接受化学治疗时)。在青少年和成人期感染 HBV 者中,仅 5%～10%发展成慢性,一般无免疫耐受期。早期即为免疫清除期,表现为活动性慢性乙型肝炎;后期可为非活动或低(非)复制期,肝脏疾病缓解。无论是围生(产)期和婴幼儿时期,或是在青少年和成人期感染 HBV 者,在其非活动或低(非)复制期的 HBV 感染者中,部分患者又可再活动,出现 HBeAg 阳转;或发生前 C 或 C 区启动子变异,HBV 再度活动,但 HBeAg 阴性,两者均表现为活动性慢性乙型肝炎。

儿童和成人 HBeAg 阳性慢性乙型肝炎患者中,于 5 年和 10 年后发展为非活动或低(非)复制期的比例分别为 50%和 70%。在我国和亚太地区对非活动或低(非)复制期慢性 HBV 感染者自然史的研究尚不充分,但有资料表明,这些患者可有肝炎反复发作。据报告慢性乙型肝炎患者发展为肝硬化的估计年发生率为 2.1%,进展为肝硬化和 HCC 的发生率分别为 23%和 4.4%。发生肝硬化的高危因素包括病毒载量高、HBeAg 持续阳性、ALT 水平高或反复波动、嗜酒,合并 HCV、HDV 或 HIV 感染等。HBeAg 阳性患者的肝硬化发生率高于 HBeAg 阴性者。

慢性乙型肝炎患者中,肝硬化失代偿的年发生率约为 3%,5 年累计发生率约为 16%。慢性乙型肝炎、代偿期和失代偿期肝硬化的 5 年病死率分别为 0%～2%、14%～20%和 70%～86%。其影响因素包括年龄、血清白蛋白和胆红素水平、血小板计数和脾大等。自发性或经抗病毒治疗后 HBeAg 血清学转换,且 HBV DNA 持续转阴和 ALT 持续正常者的生存率较高。

(二)肝癌发生的相关性

HBV 感染是 HCC 的重要相关因素,HBsAg 和 HBeAg 均阳性者的 HCC 发生率显著高于单纯 HBsAg 阳性者。非肝硬化患者较少发生 HCC,肝硬化患者中 HCC 的年发生率为 3%～6%,肝硬化患者发生 HCC 的高危因素包括遗传、男性、年龄、嗜酒、黄曲霉素、合并 HCV 或 HDV 感染、持续的肝脏炎症、持续 HBeAg 阳性及 HBV DNA 持续高水平($\geqslant 10^5$ copies/ml)等。在 6 岁以前受感染的人群中,约 25%到成年时将发展成肝硬化和 HCC。但有少部分与 HBV 感染相关的 HCC 患者无肝硬化证据。HCC 家族史也是相关因素,但在同样的遗传背景下,HBV 病毒载量更为重要。

二、丙肝病毒感染自然史

丙型肝炎的潜伏期为 2～26 周,平均为 50 天。输血后丙肝潜伏期为 7～33 天,平均为 19 天。

暴露于 HCV 后 1～3 周,在外周血可检测到 HCV RNA。但在急性 HCV 感染者出现临床症状时,仅 50%～70%患者抗-HCV 阳性,3 个月后约 90%患者抗-HCV 阳转。大约有 60%～85%的急性丙型肝炎患者会发展成慢性感染,其中有 10%～20%的慢性丙型肝炎患者会发展成为肝硬化。HCV 相关的 HCC 发生率在感染 30 年后为 1%～3%,主要见于肝硬化和进展性肝纤维化患者,一旦发展成为肝硬化,HCC 的年发生率为 1%～7%。肝硬化和 HCC 是慢性丙型肝炎患者的主要死因,其中失代偿期肝硬化最为主要。

第四节　病毒性肝炎诊疗管理方法

病毒性肝炎是危害我国国民健康的重要传染病之一,尤其是乙型肝炎和丙型肝炎可以发展为慢性病毒性肝炎,部分还可以进展为肝炎肝硬化甚至肝癌。由于对慢性病毒性肝炎患者缺乏有效的诊疗管理,很多患者因辗转不同的医院,精力和经济有较大的浪费,有必要针对慢性肝炎尤其是慢性乙型病毒性肝炎患者应用"诊疗在医院、管理在社区、免疫到家庭"的新型诊疗管理模式。

在高血压、糖尿病等慢性疾病的诊治中已有相对较成熟的慢病管理模式,但对慢性病毒性肝炎患者缺乏有效的诊疗管理,目前尚无成熟的经验可借鉴。以传染病专科医院和社区基层医院共同管理的慢性肝炎患者的诊治尚属全新模式,因此,专项疾病管理方法尚处于试运行和完善阶段。

一、疾病管理的概念

疾病管理是以全面、系统的眼光,并采用多种技术整合手段来管理不同疾病的状态,为病人和医护人员提供完整的治病方案,尤其是随着信息技术的深入广泛应用。根据美国国家疾病管理协会 DMAA 的定义,疾病管理是系统性地为慢性病人提供跟踪式干预以及管理,以期帮助他们改进健康情况,并降低医疗的费用,从而降低整个社会的医疗成本,提升人群的健康水平和指数。

因此,疾病管理是一种方法,应用此方法可以为确定目标人群提供最好的个体对个体的卫生保健实践。疾病管理的目的包括两点:①提高病人的健康状况；②减少不必要的医疗费用。

二、病毒性肝炎诊疗管理的意义

慢性病毒性肝炎尤其是肝炎肝硬化患者，并发症多，病情相对较重，易发生癌变，因此，以慢性病毒性肝炎及肝炎肝硬化作为疾病管理人群，对新型管理模式进行应用和验证，通过对慢性病毒性肝炎及肝炎肝硬化患者的诊疗管理，期望延长患者的生命期和提高生活质量，努力降低患者的病死率和提高肝癌的早期发现率。

一种新模式，三方都受益。

1. 患者受益于享受到规范化个体化全程诊疗、咨询、健康教育服务。

2. 社区医生受益于提高社区医生的专业知识水平、社区管理能力。

3. 社会受益于充分利用三甲医院的有利资源，防病治病整体运作，扶持、发展社区医疗卫生服务。缓解看病难、看病贵的问题，有利于共建和谐社会。

三、病毒性肝炎的管理措施

因为病毒性肝炎属常见传染病，而且乙型肝炎和丙型肝炎易于慢性化，在制定管理方案中不仅要求必须符合传染病法规，还要求引进慢性疾病管理的理念。因此，慢性病毒性肝炎诊疗管理模式和方法措施还处于探索和制定阶段，需要验证和完善。

（一）管理策略及目标

因为病毒性肝炎危害之大，给政府和患者带来巨大的经济负担和社会影响，已引起极大关注。社会有非政府组织肝炎基金会等积极参与病毒性肝炎的预防和控制，国家卫生计生委在"十一五"科技攻关研究中作为重大传染病专项予以重点预防和干预。尤其针对乙型肝炎设定了具体的防控总目标：继续扩大乙肝疫苗的接种人群，降低发病率；急性肝炎隔离治疗防止慢性化；慢性 HBV 携带者予以随访管理，及时发现活动期病人；慢性肝炎肝硬化规范化治疗和诊疗流程管理，控制病情进展；重症肝炎规范化治疗，降低病死率。

（二）乙型肝炎预防管理措施

1. 一级预防　针对易感人群，采取健康教育和行为干预的健康促进方法；以特异性预防（乙肝疫苗接种及乙肝免疫球蛋白注射）达到健康保护，有效预防乙肝病毒感染。

2. 二级预防　针对乙肝病毒感染者，采取定期监测，早发现、早诊断；针对乙肝病毒携带者及慢性乙肝患者，要掌握早期治疗时机，减缓和阻断疾病进展,降低肝硬化及肝癌发生率。

3. 三级预防　针对肝硬化患者,积极抗病毒治疗,预防疾病进展,延长生存期,改善生活质量。

(三)丙型肝炎预防管理措施

1. 预防措施　目前尚无疫苗供预防丙型肝炎病毒感染,只能通过阻断传播途径的方式预防丙肝病毒传播,病毒主要传播途径包括输血、不安全的注射和静脉吸毒,少数可通过文身传播、母婴传播和性传播的发生率较低。丙型肝炎病毒感染者不应与他人共用有潜在血液污染的器具,如刮胡刀、剪刀、牙刷以及针头等;如果被丙肝病毒污染针头刺伤,应去医院在专科医师指导下评估风险阻断感染;性乱者或男同性恋者推荐使用避孕套。

2. 治疗目标　清除丙肝病毒感染,规范化、个体化抗病毒治疗,预防相关性肝病并发症如肝脏炎症坏死、肝纤维化、肝硬化、肝细胞癌和死亡的发生。

(四)病毒性肝炎诊疗管理措施

1. 制定方案　在相关领导和专家的指导下,制定慢性病毒性肝炎的分级管理和定期随访方案、观察内容、随访观察表、门诊随访病历和相关培训教材等;制定示范区内专科医院和基层社区医院之间的患者双向转诊试行标准、工作流程和管理制度等。

2. 分级培训　病毒性肝炎的诊疗管理需要专科医师与社区医师共同完成,因此,对专科医师及相关的专业医师和社区全科医师分级进行乙型肝炎和丙型肝炎的专业知识及管理流程的逐级培训,提高各级医师的诊疗和管理水平。

3. 电子档案　为病毒性肝炎患者建立分类的电子档案,分别评价患者的病情,根据不同的临床类型以及疾病状况,纳入疾病诊疗管理流程。为患者设定个体化方案,实施具体治疗目标、随访的间隔时间、患者健康教育等精细化管理措施。

4. "双向转诊"绿色通道　充分利用三甲医院的有利资源,防病治病整体运作,扶持、发展社区医疗卫生服务。将社区卫生中心作为管理基地,充分发挥社区医师的作用,建立医院与社区的"双向转诊"绿色通道,HBV携带者、慢性肝炎病情较轻且治疗方案已确定可在社区随访,发现具有传染性及肝硬化并发症的病人转诊医院进一步诊治。医院与社区制定应急预案,对病人遇到突发情况,可以及时联络社区管理医生,经绿色通道,危急病人得到及时处置。慢性丙型肝炎病人在确定干扰素抗病毒方案后可在社区医院注射并观察不良反应,慢性乙型肝炎病人经抗病毒治疗后病情平稳可转回社区定期随访及康复,逐步形成一个环形的疾病管理模式。专科医师与社区医师的共同协作诊疗管理,将提高医院的诊治效率,增加我国病毒性肝炎综合防治的整体实力。

5. 管理原则 尊重病人自愿加入疾病管理的模式项目,遵从病人自我管理-社区医生随访管理-专科医生诊疗管理的原则,在管理过程中应用生物-心理-社会医学模式为病人提供人性化的医疗服务。

第二章 病毒性肝炎相关检查及临床意义

第一节 实验室检查及临床意义

一、血液生化检查

肝功能化验是临床常用来反映肝脏损害的一项基本检查,主要包括的项目有丙氨酸氨基转移酶、天冬氨酸氨基转移酶、总胆红素、直接胆红素、碱性磷酸酶、谷氨酰转肽酶、总蛋白、白蛋白、球蛋白和胆碱酯酶等。以下为常用肝功能化验的正常值及临床意义。

1. 丙氨酸氨基转移酶(ALT)和天冬氨酸氨基转移酶(AST)正常参考值为 0~40U/L(根据不同医院检测试剂不同,正常值不完全相同),是诊断肝细胞损害的主要项目,对于急性肝炎患者,其高低往往与病情轻重相平行。但当进入肝硬化阶段,ALT 和 AST 往往仅轻度升高。急性肝炎一般 ALT 升高大于 AST,慢性肝炎、肝硬化、自身免疫性肝炎等慢性肝损伤 AST 的升高可以大于 ALT,尤其在酒精性肝损伤更突出。

2. 碱性磷酸酶(ALP)和 γ-谷氨酰转肽酶(γ-GT)ALP 正常参考值为42~141U/L,γ-GT 正常参考值为 0~47U/L。肝炎、肝硬化患者也可轻度升高,但二者的升高主要反映肝脏胆系出现排泄功能障碍,在黄疸鉴别方面有一定意义,异常的升高主要见于肝内外梗阻,肝内梗阻常见于淤胆型肝炎,原发性胆汁性肝硬化等;肝外梗阻常见于胆结石,胰腺癌,十二指肠壶腹部占位等。酒精性肝病和肝癌患者也可异常升高。青春期骨骼生长时期或骨骼疾病时ALP 可上升,但 γ-GT 升高不明显。

3. 总蛋白(TP)、白蛋白(A)、球蛋白(G)正常值 TP 为 61~85g/L,A 为 35~52g/L,G 为 25~35g/L,A/G 为 1.2~2.5。慢性肝炎、肝硬化时常出现白蛋白减少而球蛋白增加,使 A/G 比例倒置。

4. 血清总胆红素(TBil)和直接胆红素(DBil)正常值 TBil 为 5.1~20.5μmol/L,DBil 小于 6.8μmol/L。DBil 占 TBil 的 50%左右时提示为肝细胞性黄疸,如 TBil 中以 DBil 为主常提示梗阻性黄疸的可能,如 TBil 中 DBil

所占比例较小,而以间接胆红素为主常提示溶血性黄疸的可能。

5. 总胆固醇(CHO)及甘油三酯(TG)健康人血中 CHO 和 TG 正常值分别为 2.85～5.70mmol/L 和 0.57～1.70mmol/L 可了解肝病时脂质代谢障碍情况,梗阻性黄疸时 CHO 可增加,脂肪肝时也可能增加,严重肝脏损害时,如重型肝炎和肝硬化患者总胆固醇可下降。

6. 胆碱酯酶(CHE)正常参考值 4300～13200U/L。反映肝脏的储备功能,降低常常反映肝脏受损,降低的程度与肝病严重程度一致,重型肝炎和失代偿期肝硬化患者胆碱酯酶明显降低,较重慢性肝炎病人血清胆碱酯酶活性亦有不同程度的降低。

二、肝炎病毒血清学检查

(一) 甲型肝炎病毒(HAV)检测

1. 甲型肝炎病毒抗体抗-HAV IgM 是甲型肝炎早期诊断的最可靠的血清学标志。抗-HAV IgM 出现早,一般在发病数日即可检出,黄疸期达到高峰,效价可维持 2～4 个月,以后逐渐下降直至消失。常用方法有酶联免疫吸附试验(ELISA)和固相放射免疫试验(SPRIA),其灵敏度高,特异性强。为急性肝炎患者检测的常规项目。当急性甲型肝炎患者出现症状时,血清中即可检出抗-HAV IgG,初期滴度低,以后逐渐升高,病后 3 个月达高峰,1 年内维持较高水平,在血中低水平维持多年甚至终生。如双份血清的抗-HAV IgG滴度,恢复期血清有 4 倍以上增高,可诊断甲型肝炎。抗-HAV IgG 主要用于检测人群免疫水平流行病学调查。由于发病后 HAV 从粪便的排泄迅速减少,一般实验室难以检测,因此 HAV 及抗原的检测一般不用于甲型肝炎的临床诊断,仅用于科研。

2. HAV RNA　采用巢式反转录聚合酶链反应和实时聚合酶链反应检测 HAV RNA 可以用于研究粪便排毒、病毒血症、水源、食物及血制品的污染检测。

(二) 乙型肝炎病毒(HBV)检测

乙型肝炎病毒(HBV)学检查包括乙肝五项和 HBV 病毒定量(HBV DNA 定量)。未感染过乙肝病毒的健康人均为阴性,注射过乙肝疫苗者可有单独的抗-HBs 阳性。

1. 乙型肝炎表面抗原(HBsAg)和表面抗体(抗-HBs)HBsAg 是乙型肝炎病毒感染的标志。急性乙型肝炎患者常于 ALT 升高前,就可在血中测到,一般持续 4～12 周,恢复期消失,在 HBsAg 自血中消失后不久或数周、数月,可自血中测到抗-HBs,且滴度逐渐上升,并可持续存在多年。抗-HBs 是 HBsAg 的特异性抗体,具有保护性。有些患者虽然感染过乙肝病毒,但无明显的临床表现，以后体检中发现抗-HBs（常合并抗-HBc 阳性），常提示体内 HBV 已被清除，无传染性。此外，接种乙肝疫苗后，血清中出现抗-HBs，提示疫苗接种后人体已产生对 HBV 的免疫力。

如 HBsAg 持续 6 个月以上仍为阳性，则为慢性乙型肝炎。对于慢性乙型肝炎患者 HBsAg 常难以清除。

2. 核心抗体（抗-HBc）在急性肝炎，抗-HBc 常在 HBsAg 阳性后 2～5 周出现，临床症状出现前，即可由血内测到，可长期存在，对 HBV 感染无保护作用。慢性肝炎患者抗-HBc 长期阳性。对于单纯抗-HBc 或合并抗-HBs 阳性，则是既往感染的标志。

3. 乙型肝炎 e 抗原（HBeAg）和 e 抗体（抗 HBe）HBeAg 是以隐蔽形式存在 HBV 核心中的一种可溶性蛋白。在急性感染 HBV 后，HBeAg 可与 HBsAg 同时或稍后出现于血中，其消失则稍早于 HBsAg，抗-HBe 在 HBeAg 消失前后在血中出现，其出现表示病毒复制已减少，传染降低。

对于慢性感染者有两种情况：①HBeAg 阳性（俗称"大三阳"），常伴有 HBV DNA 阳性，提示病毒复制活跃，可能为 HBeAg 阳性的慢性乙型肝炎患者，也可能为慢性 HBV 携带者；②HBeAg 阴性而抗 HBe 阳性者（俗称"小三阳"），有 3 种情况：①HBV DNA 阳性，提示病毒复制仍活跃，可能存在 HBV 前 C 区和/或核心启动子基因变异，是 HBeAg 阴性的慢性乙型肝炎，这种情况往往病情较"大三阳"更重，进展更快，抗病毒治疗疗程需要更长；②以前为"大三阳"的慢性乙型肝炎患者，经抗病毒治疗后转变为"小三阳"，且肝功能好转，HBV DNA 阴转，此种情况是我们抗病毒追求的治疗目标；③患者长期 HBV DNA 阴性，肝功能正常，此为非活动性 HBsAg 携带者。由此可见，单独观察是否"大、小三阳"是片面的，应结合其他化验指标来综合判断。

常见的乙肝五项不同组合的临床意义见表 2-1。

表 2-1　常见乙肝五项组合的临床意义

HBsAg	抗 HBs	抗 HBc	HBeAg	HBeAb	临床意义
－	－	－	－	－	未感染过 HBV
－	－	＋	－	＋	既往感染 HBV；急性 HBV 感染恢复期
－	＋	－	－	－	注射乙肝疫苗后
－	＋	＋	－	＋	既往感染，现已恢复
＋	－	－	－	－	非活动 HBsAg 携带
＋	－	＋	＋	－	HBeAg 阳性慢性乙肝；慢性 HBV 携带；急性 HBV 感染早期

续表

HBsAg	抗 HBs	抗 HBc	HBeAg	HBeAb	临床意义
＋	－	＋	－	＋	HBeAg 阴性慢性乙肝；非活动 HBsAg 携带急性 HBV 感染期

4. 乙型肝炎病毒脱氧核糖核酸（HBV DNA）检测　常用核酸斑点杂交法和聚合酶链反应（PCR）方法检测 HBV DNA。核酸斑点杂交法是 HBV DNA 定性的检测方法，特异性高但敏感性低，大多医院已少用，目前多采用 PCR 方法定量检测 HBV DNA。由于 PCR 易受污染等因素的影响导致假阳性或假阴性，常要求较高的实验室条件和高水平的实验人员，PCR 实验室需得到卫生部门认证。不同医院采用的方法不同因而检测正常参考值略有不同，北京地坛医院 HBV DNA 国产试剂正常参考值＜5×10^2 copies/ml 为阴性，进口试剂检测下限为 20IU/ml。阳性提示体内病毒复制活跃，传染性较强；阴性则相反，病毒复制已得到抑制，传染性弱。需要指出的是，病毒量并不与肝功能的损伤相一致，相当一部分患者虽血液病毒量较高，但肝功能指标正常。

（三）丙型肝炎病毒（HCV）检测

1. 丙型肝炎抗体（抗-HCV）的检测　临床上最常用的方法是酶联免疫试验（EIA）。抗-HCV 抗体检测适用于高危人群筛查。抗-HCV 仅是 HCV 感染的标志而不是保护性抗体。在急性 HCV 感染者出现临床症状时，仅 50％～70％患者抗-HCV 阳性，3 个月后约 90％患者抗-HCV 阳转。抗-HCV IgM 阳性见于急性丙型肝炎患者，发病 1～4 周内阳检率达 93％，持续 4～48 周（平均 9 周），有一定的早期诊断价值。抗-HCV IgG 阳性表明已有 HCV 感染。我国抗-HCV 阳性率各地有一定差异，以长江为界，北方（3.6％）高于南方（2.9％）。抗-HCV 阴转与否不能作为抗病毒疗效评价的指标。

2. 病毒核酸检测　HVC RNA 的检测包括定性和定量检测，在 HCV 感染后 1～3 周即可从血中检出 HCV RNA，HCV RNA 的阳性提示 HCV 复制活跃，传染性强；如 HCV RNA 阴性，一般可认为 HCV 的清除，但在间歇性病毒血症和低病毒血症患者仍不能排除 HCV 活动性感染的可能。HCV RNA 定性检测最常用的方法是 RT-PCR 法。HCV RNA 定量检测常用的方法即 PCR 基础上的靶基因扩增检测和信号扩增检测。血清中 HCV RNA 水平一定程度上反映肝内病毒复制的程度。北京地坛医院 HCV RNA 国产试剂正常参考值＜5×10^2 copies/ml，进口试剂检测下限为 15IU/ml。

3. HCV 的基因分型　目前国内外应用 Simmonds 等的 1～6 型分类法最为广泛，分为 6 个基因型及不同亚型，以阿拉伯数字表示 HCV 基因型，以小写的英文字母表示基因亚型(如1a,2b等)。基因1型呈全球性分布,占所有HCV感染的70%以上。HCV1b和2a基因型在我国较为常见,其中以1b型为主。HCV RNA基因分型结果有助于判定治疗的难易程度。

(四)丁型肝炎病毒(HDV)检测

1. 丁型肝炎病毒抗体 检测血清中丁型肝炎病毒抗体(抗-HD)是诊断丁型肝炎最常用的方法,敏感性和特异性均较高。抗-HDV抗体是抗-HDV IgM和抗-HDV IgG的总和。持续高滴度抗-HDV IgG是慢性HDV感染的主要血清学指标。目前常规检测的血清抗-HDV实际上IgG型抗体为主。

2. HDV RNA 检测HDV RNA最常用的方法是RT PCR,血清中检出HDV RNA是诊断HDV感染的直接证据,敏感性较高。

(五)戊型肝炎病毒(HEV)检测

1. 抗HEV 检测方法有很多种,临床上最为常用的是酶联免疫试验。急性戊型肝炎患者血清中可检出抗HEV IgM和IgG。抗HEV IgM出现早,可鉴别急性感染和既往感染,90%以上患者起病1周至2个月内可检出。而抗HEV IgG敏感性差异较大,因此抗HEV IgG单独阳性不能诊断戊型肝炎,要参考抗体滴度的变化。

2. HEV RNA 采用RT PCR方法可以特异性检测血清、粪便和污染水源中HEV RNA,但应尽量留取病程早期的标本。

三、血液其他检查

1. 血清蛋白电泳 血清中各种蛋白质由于分子量的大小及电荷多少的不同,其在电场中的运动速度不同,分为不同种类蛋白,种类和所占比例分别为:白蛋白(55.5%~71.5%)、α1球蛋白(1.5%~3.4%)、α2球蛋白(3.1%~9.8%)、β球蛋白(5.8%~13.8%)和γ球蛋白(12.1%~22.5%)。白蛋白、α1球蛋白、α2球蛋白和β球蛋白主要为肝细胞合成,其高低与肝功能的损伤程度和储备功能有关,在急性肝炎、慢性肝炎、肝硬化均可下降,而在肝细胞癌患者α1和α2可增高。γ球蛋白的升高在肝硬化患者最明显,其次为慢性肝炎,急性肝炎在发病2周后可轻度升高,但当病情完全恢复后,可逐渐恢复正常。

2. 甲胎蛋白(AFP) 甲胎蛋白主要由肝细胞合成。在胎儿生长期肝细胞有合成AFP的能力且分泌到血液中,出生后1周消失。AFP正常参考值:定性为阴性,定量为0~8.6μg/L。其升高的临床意义在于:

(1)原发性肝癌:AFP是目前肝癌诊断中特异性最强、敏感性最高的一项血清学检查方法,是早期诊断指标之一。肝硬化病人易并发肝癌,所以肝硬化病人要定期复查AFP,以早期发现肝癌。建议每6个月检查一次较为合适,如升高,要缩短复查的时间间隔,如持续高水平或逐渐升高,应高度怀疑肝癌,进行肝脏影像学检查,以便及早发现肝癌。另外,AFP 的升降可作为判断肝癌预后或手术及各种抗癌治疗效果的观察指标。AFP 大幅度下降说明治疗有效,若下降后再次升高,则预示肝癌有复发、转移迹象。

需要注意的是,AFP 虽然是监测肝癌的良好指标,尤其对小肝癌的早期诊断获益匪浅,但临床实践是错综复杂、千变万化的。单凭 AFP 增高,即使是持续性、高浓度阳性,就贸然作出肝癌的诊断也是不妥当的,一定要结合病史、症状,及各项化验和影像学资料综合分析,才能作出正确的诊断。

(2)良性肝病:急性肝炎、慢性活动性肝炎、肝硬化等肝脏疾病,因肝细胞处于损伤、修复和再生的过程,AFP 会出现一过性升高,随着肝炎的好转,AFP 亦随之下降,进而逐渐恢复正常。

(3)胚胎性肿瘤:由于 AFP 具有癌胚性生物学特性,妊娠期、患恶性生殖系统的胚胎肿瘤时(如睾丸畸胎瘤、卵巢癌等),测定 AFP 会升高,但这时应有生殖系统的占位病变而缺乏肝癌的依据以资鉴别。

3. 血氨检测 血氨的正常参考值 11～32μmol/L。各种肝病到终末期血氨增高时,临床上可出现不同程度的精神、神经症状称为"肝性脑病",严重时可导致昏迷而死亡。血氨增高主要原因:①严重的肝功能衰竭,肝脏氨的代谢能力减弱或消失;②短时期内进食大量蛋白质,或消化道大出血的肠道积血经肠道细菌分解产生大量游离氨,经门静脉进入肝脏,由于肝脏氨的代谢能力减弱直接进入体循环,以致血氨增高。

4. 肝纤维化指标检查 目前临床常检测Ⅲ型前胶原(PCⅢ)、Ⅳ型胶原(Ⅳ-C)、层粘连蛋白(LN)和透明质酸酶(HA)四项指标,正常值分别为小于 12ng/ml、小于 140ng/ml、50～180ng/ml 和小于 120ng/ml。升高主要见于慢性肝炎,肝硬化,其高低能一定程度地反映肝纤维化的程度,越高提示肝纤维化越重。因此,对于慢性肝炎和早期肝硬化有一定的临床意义,是抗肝纤维化治疗的重要依据和疗效的判断指标。但这些指标受肝脏炎症活动程度及多种其他因素的影响,所以不能仅靠上述四项检查结果诊断肝纤维化,最好结合肝脏病理学检查综合判断。

5. 凝血功能的检查 凝血酶原时间(PT)正常参考值 9～15s;凝血酶原活度(PTA)正常参考值 80%～120%。PT 延长提示肝脏疾病重,PT 缩短提示高凝状态和血栓性疾病等,PTA 为 PT 的相对值指标,其高低往往与肝功能损伤程度相关,慢性肝炎、肝硬化、重型肝炎患者均可出现不同程度的 PTA 下降,其中 PTA 低于 40% 是诊断重型肝炎的重要指标;各种原因导致的胆汁淤积,由于脂溶性 VitK1 缺乏也可有 PTA 下降,补充 VitK1 后可很快上升;对于服用抗凝治疗的患者 PTA 也可出现一定程度的下降。

第二节　物理检查及临床意义

一、超声在肝脏疾病的应用

（一）概述

超声能良好显示囊性结构；超声是肝脏疾病、心脏和血管疾病首选的影像学检查；超声是妇产科疾病最有效、最可靠的确诊影像检查；超声是筛选许多实质性脏器病变的影像学检查。介入超声，即在超声引导下的各部位的穿刺活检、治疗某些疾病，更安全、有效、准确。目前常用的超声是黑白超声和彩色多普勒超声（彩超）。

1. 黑白超声　可以观察肝脏的形态、大小、位置、回声、肝内的结构情况；观察有无胆管、血管的扩张；观察有无占位性病变，有无局灶性病变；观察有无胸水、腹水及其内是否有分隔；观察有无门脉栓塞（血栓、癌栓）；观察有无侧支循环形成。

2. 彩超　可测定门脉、肝静脉的血流速度和频谱形态，可间接判定肝组织的改建状况，提示门静脉是否扩张。彩超可清楚显示肝硬化病人的侧支循环情况。如检测胃左静脉的内径及血流方向可预测出血的危险性。

彩超可显示的侧支为：①胃左静脉；②脐静脉重新开放；③腹壁下静脉增宽；④脾-肾静脉开放；⑤盆腔静脉扩张。

彩超可检测肝内肿块或局灶性病变的血供状态，特别是肿瘤介入治疗前后的血供状态，可判定介入治疗的疗效；对肝内的囊性病变进行良、恶性的鉴别；对门静脉栓子进行良、恶性的鉴别，及栓塞程度判定。

（二）部分肝脏疾病的超声特征与临床意义

1. 肝脏弥漫性病变的临床意义　肝脏弥漫性病变是常见的对肝病的一个描述，是指肝脏回声的增强、增粗、肝内管道的不清。该类肝病包括病毒性肝炎、酒精性、中毒、代谢性疾病、早期肝硬化等。

（1）急性肝损伤声像图表现：肝脏可肿大，各径线测量值略有增加；肝脏实质回声减低，格利森（Glisson）系统又称门管鞘系统回声增强；黄疸型的还伴有胆囊的声像图呈现淤胆的改变；胆总管壁增厚、模糊，内腔变窄。

（2）慢性肝病声像图表现：肝包膜增厚；肝表面欠或不光滑；肝脏回声增强，光点反射增粗，可见结节；分布欠均匀或不均；肝内血管走行扭曲、变细、欠清晰；脾脏中等度增大，门静脉内径可达 1.3～1.4cm；观察发现部分慢肝患者伴胆囊增大：病人无任何症状，与急性胆囊炎引起的胆囊增大无关。

2. 脂肪肝的超声特征　脂肪肝超声检查有特征性表现，表现为肝脏回声前方增强后方衰减,肝肾反差明显加大,分为均匀性脂肪肝和非均匀性或局灶性脂肪肝,并将前者分为轻、中、重度,因此超声可有助于诊断脂肪肝。

3. 肝硬化的超声特征　早期肝硬化在声像图上与慢性肝病很难鉴别,有时只能依靠病史及其他检查进行鉴别,如胃镜的轻度静脉曲张或肝功能等。中、晚期肝硬化超声可做出诊断,表现为肝脏的左右叶比例失调、肝表面不光滑、血管走行不清、门静脉内径的增宽、门静脉高压、胸水腹水、胆囊壁双边、侧支循环形成等。

4. 肝内占位性病变的超声特征

(1)肝脏液性占位性病变:良性的有单纯性肝囊肿、肝脓肿、肝包虫病、肝良性囊腺瘤等;恶性的有肝脏囊腺癌等。

(2)肝脏实性占位性病变:良性的有血管瘤、炎性病灶及炎性假瘤、肝局灶性结节性增生(FNH)、肝腺瘤等。恶性的有原发性肝癌、转移性肝肿瘤、肝母细胞瘤等。

(3)肝囊肿:大部分典型的囊肿超声即可诊断,大于5cm的囊肿可进行超声引导下的穿刺抽液治疗。

(4)肝脓肿:不同时期有不同的特点,囊壁厚,早期呈低回声,液化呈无回声,恢复期呈强回声可钙化,脏器肿大,全身感染中毒症状。必要时可在超声引导下穿刺抽出脓液。

(5)原发性肝癌:其中90%以上为肝细胞性肝癌,分为结节型、巨块型、弥漫型。

(6)早期肝细胞癌:为微小的肝癌,直径≤1.2cm,分化好,未破坏肝脏基本结构,无包膜形成,以膨胀性生长为主,内部较均匀。超声特征为:肝内出现肿块图像,可为低回声、等回声、高回声和混合回声。

(7)肿块的扩散与转移:①肝内转移癌:较大的肿块向周围浸润性生长,在周围可形成散在的卫星灶,远离原发灶的肝内出现小的低回声结节,即肝内转移灶。肿块内部回声特征与原发癌有一定关系,但从声像图表现来推断肿瘤来源实际上是困难的。②肝外转移癌:肝门淋巴结、上腹部淋巴结转移较常见,亦可肺转移,癌性淋巴结的形成表现为有包膜的近圆形低回声或强回声团块,亦可相互融合。转移性肝癌的非癌肝组织较少合并有肝硬化声像图表现,通常AFP阴性。③瘤栓形成:门静脉、下腔静脉等内常见瘤栓形成。

(8)门静脉内瘤栓的特征:①可显示瘤栓对门静脉的阻塞程度,表现为门静脉内彩色血流变细,血流紊乱或终止(无血流显示)。②门静脉较大干支阻塞时,则有侧支循环形成(如胆囊静脉曲张,门静脉海绵样变)。

(三)超声检查注意事项

肝脏常规超声检查时一般可无需任何准备,但对要显示肝门区结构、肝硬化患者要空腹检查,以便更好地显示肝脏和肝门部的完整结构。

在做黄疸鉴别诊断时,需要显示胆囊、胆道系统、胰腺等脏器时,超声检查需空腹8～12h。

做胆系造影、钡剂检查、增强 CT 后,需 3 天后再做超声检查。

若胃镜和超声同一天检查,需先做超声后做胃镜。如为肝病合并妊娠的患者在做早孕超声检查前需充盈膀胱,饮水 500～800ml。

表 2-2　肝脏及其管道的参考值(cm)

肝脏大小	门静脉内径(PV)		胆总管内径(CBD)	肝动脉内径(HA)	
左叶 6～9	正常值 1.0～1.3		正常上段≤0.7	正常≤0.2～0.3	
右叶斜径 12～14	≥1.3	增宽	正常下段≤1.0	≥0.3	扩张
右叶斜径≥14 增大	≥1.4	高压	总长度 6～8	肝内胆管≤0.2	

二、电子计算机断层扫描技术和核磁共振技术在肝病中的应用

(一)电子计算机断层扫描技术

目前,电子计算机断层扫描技术(computed tomography,CT)在我国已成为临床常用的影像检查方法,因其不仅能够进行形态学观察,还能够完成动态扫描,因此在肝脏疾病的诊断和鉴别诊断中发挥十分重要的作用。

肝脏 CT 检查适用于各类肝脏疾病的检查,但也需与其他影像学检查方法配合使用。对于病毒性肝炎,CT 的作用仅在于帮助判断是否出现并发症和除外占位性病变。对于 B 超发现的肝内病变,可应用 CT 进一步检查,对于拟行手术治疗的病例,进一步明确肝内病灶的解剖关系、病变性质,帮助术前评估。以下简要叙述各类肝脏常见疾病的 CT 诊断。

1. 常见肝病的 CT 特征

(1)脂肪肝:脂肪肝主要表现为肝脏密度减低,依病情轻重大致可分为轻、中、重度。脂肪肝可以是弥漫性,也可呈局灶性分布,后者要与肝癌、血管瘤、局灶性结节增生等鉴别。

(2)肝硬化:有以下表现:①肝大小:早期无特异性,中晚期可显示肝叶比例失调。②肝形态:肝外缘呈齿状或波浪状凹凸不平。③肝密度:脂肪变性、纤维化造成肝密度减低。再生结节可为散在的高密度病灶,但增强扫描则表现为与肝实质相似程度的强化。④继发改变:可合并门静脉高压、脾肿大、侧支循环出现及腹水。

(3)单纯性肝囊肿:表现为单发或多发、大小不等的液性低密度圆形病灶。囊壁薄而光滑,病变不强化。多发者常呈簇状排列,常合并多囊肾,严重时肝

中几乎不能见到正常肝组织。本病诊断不难,但有时要与囊性转移瘤、囊腺瘤、肝脓肿、肝包囊虫病等疾病鉴别。这些病变囊壁较厚,且厚薄不均,边缘不整。

(4)肝脓肿:典型肝脓肿表现为圆形或类圆形低密度灶,脓肿边缘常形成不同密度的环状带,称环征或靶征,出现率为90%,具特征性。20%的脓肿内出现小气泡或小液平面,这是肝脓肿的另一个特征表现。此外脓肿在增强后可有典型的蜂窝状分隔,可与恶性肿瘤区别。

(5)肝包虫病:CT有特征性改变:"囊内有囊"即大囊内套小囊为肝包虫病的CT典型表现。

2. 肝脏肿块性病变

肝脏是腹腔内唯一具有双重血供的器官。肝肿瘤主要接受肝动脉供血,不接受或极少接受门静脉的血液。若造影剂在肝动脉期即进入"肝脏肿块",使病灶增强成为高密度,提示肿瘤的可能。肝脏双重供血提高了CT增强技术发现肿瘤的能力,因此CT增强扫描在肝肿块鉴别诊断上有决定性的作用。

(1)原发性肝癌:肝细胞癌的CT分型与病理分型相同,即巨块型、结节型、弥漫型。采用螺旋CT作肝脏的三期扫描时,可观察到肝动脉供血的肝癌在动脉期内增强,在门静脉期内则密度明显减退。

(2)肝血管瘤:在CT平扫时为低密度,增强后有不同于肝癌的强化方式。

3. 其他肝脏疾病

(1)肝梗死:由于肝脏的双重供血,临床上不多见。梗死发生在肝叶、肝段血管时可表现为弥漫性或楔形低密度区,无强化。

(2)肝结核:肝内结核CT平扫为混合密度,边缘清楚的无强化病灶,其内有钙化时则为结核的一个佐证。肝内结核有时无特征性表现,常误诊为恶性肿瘤。

(3)肝淋巴瘤:可呈单发或多发实性密度肿块,低密度表现。增强扫描瘤体可有轻度强化,或出现双靶征,既在中央低密度区周围环绕高密度增强环,其外围又有低密度区环绕。

4. 肝脏CT检查的注意事项 扫描前空腹,检查前5～10min口服500～800ml温开水或1.5%泛影葡胺溶液,进扫描床前再服200ml。首先行平扫,根据病情需要,由影像科医师确定是否需要加强扫描,但多数病例需要增强扫描。

另外,扫描前应做碘过敏试验,过敏者仅能进行CT平扫检查而不能进行增强扫描,或者行核磁(MRI)检查以协助诊断。

(二)肝脏磁共振成像的临床应用

随着MR扫描机硬件的更新及脉冲序列的改进,近年来MRI检查在肝脏疾病中的应用取得很大进展,例如,高分辨力快速采集,新型对比剂和扫描序列的应用等。这扩大了 MRI 检查的适用范围、提高了诊断敏感性及准确性,并使其成为诊断肝脏疾病的主要影像检查方法之一。

1. 适应证与禁忌证　以往人们对肝脏 MRI 的理解,可能局限于作为超声和 CT 检查受限,或不能确定诊断时的补充。目前肝脏 MRI 的临床应用远不止于此。首先,MRI 检查可以确诊许多肝脏疾病,如血管瘤、局限性结节增生及复杂的囊肿,这免除了手术探查、组织活检等有创操作。其次,MRI 良好的组织分辨力、无辐射和无创检查的优势,也使许多新的临床应用成为可能,例如,在健康人群和肝硬化病人中筛查肝癌,选择活体肝移植供者和受者,评价肝转移瘤病人的分期及预后等。最后,对于肝硬化、脂肪肝和血色病等肝脏弥漫性疾病,某些 MRI 技术能够显示特异性改变,作为动态观察疗效的方法。肝脏 MRI 检查的禁忌证较少,多与体内的铁磁性物质有关。

2. 肝脏 MRI 检查技术　肝脏 MRI 检查的扫描序列主要包括同、反相位 T1 加权成像,配合脂肪抑制技术的多种 T2 加权成像以及动态增强扫描。同、反相位成像可以利用双回波技术,通过一次屏气完成采集,作用是观察局限或弥漫的肝脂肪变,发现病变内的脂肪组织,显示肝脏过量的铁沉积。T2WI 的最大优势在于鉴别再生结节和肝细胞癌,前者在 T2WI 呈低信号,而后者呈较高信号。这尤其适用于增强时相不佳、呼吸不规律(影响成像质量)和不宜做动态增强的病人。T2WI 有多种技术且各有特点,多数脂肪抑制 T2WI 可提高实性病变的显示效果,并减少动脉搏动伪影。

动态增强肝脏 MRI 检查能够显示许多肝脏良、恶性病变的特征,可以采用二维或三维方式成像。动态扫描序列需与对比剂团注技术配合使用,设定合适的扫描时间是检查成败的关键,目的是显示肝内病变的动脉期强化和后期的对比剂消退。动态增强扫描时需兼顾采集时间(应在可接受的屏气时间内)、空间分辨力(足够显示小病变)和图像信噪比三个因素,因而是一种"折衷"的艺术。

MRCP 是 MR 水成像技术在胰胆管方面的应用,它能显示肝内、外胆管和胰管形态,评估梗阻性胆管疾病。MRCP 有二维或三维采集两种成像技术,目前的应用中多同时采集二维和三维图像,互相补充。

以上 MRI 检查主要反映病变的形态学改变。一些 MRI 技术可以提供与肝脏疾病病理改变相关的功能信息,即功能 MRI(fMRI)。后者主要包括肝脏弥散加权成像(DWI)、灌注加权成像(PWI)、MRI 弹力成像(MRE)和 MR 波谱成像(MRS)。超高场强 MRI 的临床应用越来越多,主要是 3.0T MRI 系统。与 1.5T 比较,3.0T MRI 信噪比增加一倍,使用并行采集技术时空间和时间分辨力均有提高。

3. 临床应用

(1)肝脏局灶性病变：诊断肝内良、恶性肿物有多种 MRI 检查方法，如T1WI、T2WI、DWI 和动态增强检查。绝大多数的肝内局灶性病变可以在这些脉冲序列显示。Gd-DTPA 增强后动脉期成像对显示高血供转移瘤和肝癌尤为重要，肝脏特异性对比剂则可在平衡期提高局灶病变的检出率。依据病变的特征，MRI 可以准确诊断大多数肝内肿物。肝囊肿边缘光滑，T2WI 呈高信号，增强后无强化。血管瘤增强扫描时早期边缘强化，门静脉期和平衡期逐渐充盈。局限性结节增生平扫为等信号，增强后动脉期一过性均质强化，门静脉期和平衡期迅速消退。肝腺瘤内出血多见，MRI 显示效果好。

肝脏恶性肿物包括肝细胞癌、胆管细胞癌和肝转移瘤，MRI 能够发现病变并显示其特点。肝细胞癌多有肝硬化基础，由再生结节和发育不良结节发展而来，平扫信号差异很大，T2WI 高信号为其特征。发育不良结节中的早期癌变在 T2WI 表现为低信号的结节内部出现高信号成分，形成"结节中结节"。动态增强时早期强化和对比剂迅速消退也是肝细胞癌的特点，这也是发现2cm 以下小肝癌的关键。此外，MRI 成像可以充分显示肝癌的病理学变化，如病灶内出血、脂肪变及包膜等，为肝细胞癌的分期提供更多依据。

胆管细胞癌常侵犯肝内、外胆管，发生肝门淋巴结转移。常规 MRI 配合MRCP 可以显示肿瘤的形态。肿瘤内的纤维间质储存对比剂，在动态增强时表现为延迟强化。早期的肝外胆管癌仅表现为管壁局部增厚和强化，需借助MRCP 诊断。与良性肿物比较，肝转移瘤的边界不清，强化形式有高血供和低血供两种。前者由肝动脉供血，多来自肾癌、甲状腺癌、乳腺癌、黑色素瘤、类癌和部分胰腺癌；低血供转移瘤多来自结肠、肺和膀胱肿瘤。

(2)肝脏弥漫性病变：常规 MRI 检查和新技术的应用提高了弥漫性病变的诊断水平。MRI 可以对脂肪肝定性和定量诊断，尤其是轻度脂肪肝。肝组织中的水和脂肪对 MR 信号都有贡献，但进动频率不同。利用这个差异，MRI 可以区分水和脂肪。常用的方法是传统的同相位、反相位成像，信号强度在反相位图像降低提示脂肪成分，反之不存在脂肪。通过同、反相位像还可以量化脂肪，但有局限性。

肝内铁质沉积由多种原因造成，常见于遗传性疾病、后天输入增多及慢性炎症。传统的 T2、T2* 及同、反相位成像是有效的诊断方法。T2* 成像敏感性高、成像速度快，已成为一种无创的定量诊断方法。同、反相位成像对铁和脂肪的信号作用相反，脂肪肝和铁质沉积共存时容易造成混淆，此时应根据其他器官信号的变化，间接评价肝铁质沉积。

MRI 还可诊断急性肝脏炎症。增强后动脉期扫描尤为重要，轻度肝炎表现为肝脏一过性灌注异常，出现不规则强化。因此，MRI 可作为肝酶学指标增高,尚无特异性症状时的辅助诊断方法。合并脂肪肝时,上述表现还可提示脂肪性肝炎,对合并右上腹痛的病人,诊断更为可靠。肝纤维化合并肝硬化时,由于对比剂自血管内渗入间质,在延迟期表现为肝组织进行性强化,细网状及粗条索强化信号映衬出再生结节的轮廓。后者主要由正常肝组织构成,内部可有铁质沉积,多数结节小于 1cm,在 T1WI 呈稍高信号、T2WI 呈低信号,增强后在门脉期强化。发育不良结节为癌前病变,可进展为肝细胞癌,并在短期内增大。当结节出现 T2WI 信号增高、动脉期明显强化、门脉期和平衡期周边包膜强化,并且直径大于 2cm,提示早期肝癌可能。MRI 可显示门静脉压增高,征象包括早期的门静脉、脾静脉增宽,后期的门静脉海绵样变,以及 MRA 显示侧支循环。

4. 肝脏 MRI 的限度　MRI 在肝脏疾病中的应用尚存在以下不足。MRI 检查时间较长,不适用于病情严重、不能很好配合,或依赖生命维持系统的病人。MRI 显示肝内钙化灶欠佳,如肝内胆管结石、介入术后碘油沉积。体内有金属置入物时,如肝癌术后置入化疗泵、胆管内金属支架等,将形成磁化率伪影,影响诊断。各种运动伪影也是需要面临的问题。DWI、PWI 及 MRE 等新技术在实际应用中还有待进一步完善。但这些并不妨碍 MRI 正在成为一种主要的检查方法,在诊断肝脏疾病中应用越来越广。

三、内镜检查及治疗的应用

随着科技水平的进步,内镜的发展已经从纤维内镜发展到电子内镜。电子内镜包括胃镜、十二指肠镜、结肠镜、小肠镜和胆道镜等。与肝病相关密切的主要是电子胃镜。

慢性肝病和肝硬化患者与非肝病人群相同,胃镜检查的结果可有各型胃炎、溃疡、食道炎、息肉和肿瘤等疾病,这些疾病的胃镜下病变图像特征均相同,处理原则亦相同。

肝硬化患者因为门静脉高压而合并门脉高压性胃病、食道静脉曲张、贲门静脉曲张和胃底静脉曲张,胃镜检查有特有的图像特征,因而在诊断中有重要意义。

(一) 门静脉高压的内镜图像特征

1. 轻度食道静脉曲张　正常的食道静脉在内镜下无显现,轻度曲张的食道静脉在内镜下可见突出于食道内壁,静脉在内镜下观察多为白色。

2. 中、重度食道静脉曲张　中度和重度食道静脉曲张的静脉壁较轻度曲张静脉壁薄,静脉在内镜观察下多为蓝色。重度食道静脉曲张的静脉壁在特别薄的地方,内镜下观察为红色,也称为"红色征",提示静脉易在此处破裂。

表 2-3　食道静脉曲张分级

级别	血管直径	形态	占据部位
轻度	<3mm	直线或迂曲	食管下 1/3
中度	3～6mm	蛇行迂曲隆起	不超过中上段
重度	>6mm	串珠状隆起	可达食管上段

3. 门脉高压性胃病的内镜图像特征　门脉高压性胃病在胃镜下可观察到的特征为胃底、体黏膜呈大理石镶嵌样改变,黏膜下可有渗血。

(二)静脉曲张的内镜治疗

轻度的静脉曲张病人一般不采取内镜治疗措施,但应定期胃镜检查。中重度静脉曲张可采取内镜治疗,治疗方法常用的有三大类,套扎治疗、硬化治疗和组织胶栓塞治疗。

1. 套扎治疗　用弹性皮圈系住曲张血管,让其在 10 天内坏死、脱落,达到消失曲张血管的目的。适用于中度和重度食道或贲门静脉曲张患者,不论是否有出血,均可采取治疗。但对预防性套扎治疗尚有争议。

2. 硬化治疗　将硬化剂注入曲张血管内或血管旁,阻断血流和使血管内壁细胞坏死、粘连,至血管纤维化,达到消失曲张静脉的目的。适用于食道轻、中、重度曲张静脉的治疗。

3. 组织胶栓塞治疗　将组织胶注射入曲张血管内,组织胶在血管内瞬间凝固,阻断血流,形成血管内凝血,达到废除曲张血管的目的。适用于胃底曲张静脉,也可用于出血时食道、贲门血管的紧急止血治疗。

4. 术后注意事项　①套扎治疗后当天禁食,但可少量饮水。②次日进流食至术后十天。③两周内复查胃镜,若有残留静脉可再进行硬化治疗。④硬化治疗和组织胶治疗后当天可进流食至术后 7 天。⑤胃镜复查若有残留静脉可再进行硬化治疗。⑥治疗后 3 个月、半年和一年复查胃镜,有静脉曲张复发可继续相应治疗。

(三)胃镜检查及治疗注意事项

1. 胃镜检查一般安排在上午进行,患者须在检查前一日晚 10 点后禁食,但不禁水(有色饮料除外)。

2. 上消化道出血(呕血或黑便、血便)的患者,建议 6～12h 内对患者进行胃镜检查,及时治疗。

3. 肝硬化伴原发性肝癌患者和外科断流手术后的患者,要先行彩色超声检查,若发现门静脉癌栓或血栓者,只能进行组织胶注射治疗,因进行套扎或硬化治疗术后出血风险很大。

第三节 常见技术操作及临床意义

一、肝组织穿刺检查

肝组织穿刺检查是一种直接了解组织病理变化的检查方法,指导临床做出较准确诊断,被认为是疾病诊断的金标准。当临床遇有一些诊断不明的肝脏疾患时,应考虑做肝穿刺检查。

一般肝穿刺所取的标本外观为细线状,约 10~25mg,其病理组织学检查结果可为各种肝病或原因不明的肝脾肿大提供诊断依据,有助于确定、补充或纠正临床诊断,有助于肝纤维化、早期肝硬化的发现,也有助于判断治疗效果及预后,了解疾病的演变过程。

(一)检查的意义

1. 肝脏相关疾病的鉴别 肝组织穿刺检查是许多肝脏相关疾病鉴别及诊断的重要方法。很多临床诊断比较困难的肝病,如各型病毒性肝炎(特别是慢性肝炎和肝脏纤维化程度的判定)、肝癌(包括原发性肝癌和肝脏转移癌)、肝结核、酒精性肝病、肝肉芽肿病、血吸虫病、脂肪肝、原发性胆汁性肝硬化及各种代谢性肝病如肝豆状核变性、肝糖原累积症、淀粉样变性等,肝脏病理组织学检查有助于明确诊断。

2. 病毒性肝炎的病原学诊断 通过肝组织学检查可以发现肝细胞内感染的病毒,应用免疫荧光法、免疫组化法和原位杂交法检查肝组织中病毒性肝炎的标记物,以鉴别肝炎的病原学类型。

3. 判断药物疗效的指标 根据治疗前后肝组织病理的变化,精确反映和判断治疗效果。

4. 肝炎病情及预后的判断指标 重型肝炎患者可进行肝组织学检查了解病情和估计预后,如肝细胞坏死面积较小,则病情相对较轻,预后较好,病死率较低;如大面积肝细胞坏死,则病情严重,预后差,病死率高。但重症肝炎患者进行肝组织学检查有一定的风险,应慎重。要仔细地评估安全性,危重患者可等待病情平稳后进行穿刺检查。

5. 治疗手段 肝脓肿或肝囊肿的患者可通过肝穿刺抽出脓液或囊液,同时还可通过穿刺针将药物注入囊腔,达到治疗目的。

肝穿刺之前除了进行肝功能常规检查外,还应进行血常规、血型、血小板计数、出凝血时间、凝血酶原活动度检查。高度黄疸,特别是明显的梗阻性黄疸者不宜肝穿,有发生胆汁性腹膜炎的风险。肝内外胆管扩张、肝脏淤血、肝内及肝脏周围化脓性感染、肝包虫病、肝血管瘤等,亦属禁忌范畴。重型肝炎凝血功能差且有肝功衰竭时,肝穿刺应谨慎。对临床疑诊肝癌者,不建议作肝穿刺,因检出阳性率低、易出血,肿瘤可能沿穿刺道播散。

（二）操作要点

1. 操作前准备　向患者解释穿刺的目的、意义及注意事项,教会其吸气→呼气→屏住呼吸的过程。使患者尽量放松配合穿刺,测量血压、脉搏平稳,嘱患者先排空尿液,减少穿刺过程中影响因素。

2. 体位　患者取仰卧位,身体右侧靠近床缘,右臂屈置于头后。

3. 穿刺部位　一般穿刺取腋前线第八、九肋间或腋中线第九、十肋间隙。如有超声或 CT 定位,选定位点为穿刺点,术前必须再次叩诊穿刺点为浊音,并明确皮肤及皮下组织的厚度。

4. 消毒麻醉　常规皮肤消毒,术者戴无菌手套,铺无菌术巾,1%～2%利多卡因局部麻醉达腹膜壁层。

5. 操作经过　首先检查穿刺针是否有针芯及各部是否衔接严密,抽吸无菌生理盐水10～20ml,备用。用穿刺锥在皮肤上刺孔,进针深度不要超过皮下组织。然后用肝穿针由刺孔沿肋骨上缘刺入,助手将注射器内生理盐水推出少许,冲出肝穿刺针腔内可能存留的皮肤及皮下组织,以免针头堵塞。抽吸注射器,形成并保持其内负压。嘱患者吸气→呼气→屏住呼吸,在患者屏气时,将穿刺针与皮肤垂直,迅速刺入肝脏组织,并立即拔出,此动作一般在 1s 左右完成。绝对不能搅动穿刺针,穿刺深度一般 4～6cm 左右。

6. 标本处理　拔出肝穿针注入生理盐水小瓶,如有肝组织则穿刺成功,标本放入 10% 的甲醛中尽快送检。要求标本长度在 1.5cm 左右,可提高肝脏疾病的检出率。

（三）术后护理

1. 局部处理　无菌纱布覆盖穿刺点,按压穿刺部位数分钟,用胶布固定,并置砂袋加压,缚紧腹带。患者情况良好手术后 6h 去除砂袋、24h 去除腹带。

2. 全面观察　测量血压、脉搏,术后特护一天,24h 内应卧床休息。术后15min、30min、1h、2h 和 4h 定时测量血压、脉搏。如有异常,应立即处理。

（四）注意事项

1. 穿刺或拔针的安全控制　一定要在患者暂停呼吸的情况下进行穿刺或拔针,以免针尖将肝表面划破致大出血。若穿刺不成功,穿刺针退至皮下,必要时更换穿刺方向,重复进行穿刺,但不宜超过 3 次。

2. 并发症发生的评估方法:穿刺后密切观察病情,如患者出现呼吸困难、心慌气短、腹痛和血压下降,要警惕有无内出血及气胸,应立即行胸片和超声检查明确诊断,并积极对症处理。

肝组织穿刺检查是常见的检查项目,操作前医师应进行仔细准备工作并与患者良好沟通,取得患者密切配合,提高操作的成功率和安全性。目前肝穿刺大多在彩超引导下进行,采用半自动或全自动一次性枪式穿刺针,风险更低,成功率更高,病人耐受性也较以往提高。

二、腹腔穿刺术及腹腔穿刺放液术

(一) 临床意义

1. 协助诊断　对原因不明的腹水进行腹腔穿刺抽取腹水检查。

2. 治疗手段　大量腹水引起腹压过高,肾及肾血管系统受压、肾血流减少,出现少尿;大量腹水压迫膈肌及肺组织可出现呼吸困难。因而,穿刺引流腹水是肝硬化患者常接受的一种治疗方法,以缓解压迫症状。同时根据病情需要,还可以腹腔内注射治疗药物。

(二) 操作要点

1. 术前准备　嘱患者先排空尿液,避免膀胱损伤。

2. 穿刺部位　腹部叩诊了解腹水情况,穿刺点选在脐与髂前上棘连线的移动性浊音下方(一般在外 1/3 点),或脐水平线与腋前线交点。如腹水量较少,须在超声引导下定位穿刺。

3. 消毒麻醉　常规皮肤消毒,术者戴无菌手套,铺无菌洞巾,1‰～2‰利多卡因局部麻醉达腹膜壁层。

4. 穿刺经过　用穿刺针慢慢刺入腹壁,待进入腹腔后,先用注射器抽吸腹水放入无菌试管中以备送细菌培养、常规检查或做瘤细胞检查。放腹水治疗时,可连接一个乳胶管,引流腹水入容器内。应用较粗的针头放腹水时,可采用"Z"字形进针,以减少穿刺点渗液的发生。

5. 术后处理　放液完毕,拔出穿刺针,局部以碘酒或乙醇消毒,覆盖无菌纱布,胶布固定,如放出的腹水量较多,可用腹带束缚,以免腹腔内压力下降较快,引起腹水量迅速增加或压力改变引起腹膜壁层小血管出血。

(三) 注意事项

放腹水速度不可太快,放液量 1 次不宜超过 3000ml,避免不良反应发生;对腹壁较薄或对痛敏感的患者可采用较细针头穿刺,提高患者的适应性。

三、胸腔穿刺术及胸腔穿刺放液术

其临床意义在于对原因不明的胸水进行胸腔穿刺抽取胸水检查;大量胸水压迫肺组织出现呼吸困难,可适量抽胸水,以缓解呼吸困难;胸腔内注射药物治疗。

(一) 术前准备

术前患者应进行胸部 X 线或超声波检查,确定胸腔内有无积液或积气,了解液体或气体所在部位及量的多少,并在穿刺点作标记。

（二）操作要点

1. 体位　患者多取坐位。面向椅背,两手交叉抱臂,置于椅背,头枕臂上,使肋间隙增宽;不能坐起者,可采取半卧位,举起患侧上臂。

2. 穿刺部位　选择叩诊实音、听诊呼吸音消失的部位作为穿刺点,一般常选腋后线与肩胛下角线之间第 7～9 肋间;或采用超声波检查所定之点。

3. 消毒麻醉　穿刺点局部常规消毒,术者戴无菌手套,铺术巾,用 1％～2％普鲁卡因逐层麻醉至胸膜壁层。

4. 操作经过　术者左手固定穿刺点皮肤,右手持穿刺针沿肋骨上缘垂直皮肤缓慢刺入至阻力突然消失,将注射器接上,松开血管钳,抽吸胸水,助手协助用血管钳固定穿刺针,并配合松开或夹紧乳胶管。

5. 胸腔内用药　需向胸腔内注药时,在抽液后将稀释好的药液通过乳胶管注入,速度要慢,减少胸膜刺激。

6. 术后处理　穿刺完毕,拔出穿刺针,盖以无菌棉球及纱布,用胶布固定。抽出的胸水,根据病情需要分别送检。

（三）注意事项

1. 控制放胸水量　放胸水速度不宜过快,第一次放胸水总量不应超过600ml。过快过多地放胸水,会导致患者不适反应。

2. 预防气胸　不抽水状态下,应确定乳胶管处于夹闭状态,保证胸腔内的负压,以免造成人为的气胸。

第三章　病毒性肝炎的诊断与治疗

第一节　病毒性肝炎的临床特征与诊断

病毒性肝炎依据病原学分为甲、乙、丙、丁、戊型肝炎,甲型和戊型肝炎为急性肝炎,多为自限性,其临床特征与急性乙型和丙型相似。丁型肝炎必须在乙型肝炎病毒感染的基础上才能感染。乙型可引起急性感染,但慢性感染更常见,丙肝病毒感染后慢性化率较高,慢性乙型、丙型肝炎长期得不到控制,容易导致肝硬化,甚至肝癌,危害巨大,因此本章节仅讨论乙型和丙型肝炎的临床特征及其诊断。

一、乙型肝炎的临床特征与诊断

乙型病毒性肝炎的临床表现复杂,在做出诊断时切忌主观片面地只依靠某一点或一次异常就肯定诊断,其诊断原则为根据流行病学、临床症状、体征、实验室检查和/或肝活体组织检查等手段,进行综合分析,动态观察,作好鉴别。

(一) 急性乙型肝炎

1. 流行病学资料　有部分患者有明确的流行病学史,如半年内接受过输血及血制品或曾有其他医源性感染;生活中与乙肝患者或携带者有密切接触,尤其是性接触而未采用避孕套者;有血液暴露史,如修足、文身、扎耳环孔、医务人员工作中的意外暴露、共用剃须刀和牙刷等也可传播。

2. 临床分型及其表现　潜伏期为 45～160 天,平均为 90 天,少数为 2 周,潜伏期的长短可能和感染的病毒量和机体的免疫状态有关。根据是否出现黄疸分为以下两个临床类型:

(1)急性黄疸型:主要表现为无明显诱因的发热,同时伴有乏力、食欲减退、恶心、呕吐、厌油腻、腹痛、腹胀等,同时或稍后出现尿黄、大便颜色变浅、眼黄及皮肤发黄等症状。体检有时可有一过性肝肿大,伴有触痛或叩痛。典型的病程分为 3 个阶段:黄疸前期、黄疸期和消退期。整个病程大约 6 周左右,有些长达 3～4 个月,年轻人急性乙型肝炎恢复较快。

(2)急性无黄疸型:无明显尿黄、亦不出现皮肤巩膜黄染,其他症状与体征类似或轻于急性黄疸型肝炎。由于没有黄疸，诊断起来难度增加。由于不少急性无黄疸型肝炎患者症状不明显，往往易被忽视，只有在体检时，才发现肝炎病毒血清学指标异常，提示曾经感染过乙肝病毒。

3. 实验室检查　肝功能检查提示 ALT 升高，常大于 500U/L，血清 TBil 正常或大于 $17.1\mu mol/L$（大于 1mg/dl），尿胆红素阳性并排除其他疾病所致的黄疸。HBV 标记物检测 HBsAg 阳性，抗 HBc 阳性，HBeAg 或抗 HBe 阳性，抗 HBc-IgM 阳性，HBV DNA 高于可检测水平（急性期）。随病情好转，HBV DNA 转为检测水平以下，HBeAg 阴转，出现抗 HBe，HBsAg 滴度下降。急性乙型肝炎恢复期表现为：HBsAg 消失，血清 HBV DNA 检测线以下，抗 HBs 逐渐升高，肝功能正常。

4. 诊断　急性乙型肝炎的诊断主要依靠流行病学、临床表现和实验室检查。特别是有急性肝炎典型的临床过程和乙肝血清学的变化谱。有一部分患者无明确的流行病学史、无临床症状，但在 1 年之内曾检测过乙肝五项呈阴性，也是乙肝急性感染的有力证明。

鉴别诊断：因有些患者表现为乏力、食欲不振、上腹不适、厌油、恶心等症状，而被误诊为"胃炎"；亦有因发热、轻度腹胀、右季肋部疼痛而被误诊为"胆囊炎"；部分患者可能出现上呼吸道感染的症状如鼻塞、流涕等，常以"感冒"就诊，按上述诊断进行治疗后症状不见改善，并出现黄疸，才检测肝功得以确诊，此时在一定程度上延误了患者的治疗，部分病人可能因此而转成重型肝炎。因此，所有门急诊医生都应注意：遇到此类病人要想到肝炎的可能，及时检测肝功。

比较难以鉴别的是与慢性乙型肝炎的急性发作的鉴别，特别是缺乏流行病学资料的患者，仅仅根据发病初期的症状和实验室检查结果很难鉴别，主要根据以下几个方面来鉴别（表 3-1）。

（二）慢性乙肝病毒感染

1. 定义　既往有乙型肝炎病史或 HBsAg 阳性超过 6 个月，现 HBsAg 和（或）HBV DNA 仍为阳性者，可诊断为慢性 HBV 感染。

2. 流行病学　我国大部分慢性乙肝患者为幼年感染乙肝病毒所致，其中一部分患者有明确的乙肝家族史，母亲多为乙肝病毒感染者，有些为父亲或兄弟姊妹中有 HBsAg 阳性，一部分患者无明确的乙肝感染史。

3. 临床表现

(1)症状：慢性乙肝的症状多无特异性，乏力是最常见的症状，不同人对乏力的敏感程度不同，故乏力的轻重和肝脏损伤程度不一定相吻合；另一个常见症状为肝区不适，有些可有钝痛；食欲下降并非普遍，即便有但也程度较轻微；其他可有尿黄、恶心等症状。部分患者无症状也可能发展为肝硬化。

表 3-1　急性乙型肝炎和慢性乙型肝炎急性发作区别

	急性乙肝	慢性乙肝急性发作
流行病学史	有些患者可能有经常在外就餐史或近期明确乙肝接触史	可有乙肝家庭史
发病情况	大多起病急,可有发热,有明显的消化道症状和黄疸	一般症状较急性肝炎轻,个别病人症状较重
体格检查	黄疸,可有肝大,肝区叩痛	一般无明显黄疸,重型者可有较明显黄疸,体检可有慢肝体征
病毒性变化	e 抗原可阴性,有些患者 HBV DNA 很快阴转,表面抗原可随病情好转滴度下降	一般病毒变化不大,个别病人 HBV DNA 可有下降
肝活检	符合急性肝炎表现,主要病变发生在肝小叶区,汇管区纤维化不明显	慢性乙肝改变,主要病变为汇管区,表现为炎症坏死和纤维增生
抗病毒方案	开始不抗病毒,如 3 个月病毒变化不明显,可考虑抗病毒治疗	符合抗病毒适应症者要积极抗病毒治疗

(2)体征:多数患者可有慢性肝炎体征,如面色晦黯、肝掌、蜘蛛痣、脾大,急性发作者可出现黄疸、肝肿大、肝区叩痛阳性等。

4. 实验室检查　肝功能检查提示 ALT、AST 等酶学指标升高,升高的幅度反映了病情的轻重和起病的急缓,大部分患者为缓慢升高;胆红素的升高提示肝脏损伤的加重,要密切注意凝血指标和血清白蛋白的变化,以早期发现肝衰竭的症状。

5. 临床分类　根据 HBV 感染者的血清学,病毒学、生物化学试验及其他临床和辅助检查结果,可将慢性 HBV 感染分为:

(1)慢性乙型肝炎:按照血清学标志的不同分为两类:①HBeAg 阳性慢性乙型肝炎:血清 HBsAg、HBeAg 阳性、抗-HBe 阴性,HBV DNA 阳性,ALT持续或反复升高,或肝组织学检查有肝炎病变。②HBeAg 阴性慢性乙型肝炎:血清 HBsAg 阳性,HBeAg 持续阴性,抗-HBe 阳性或阴性,HBV DNA 阳性,ALT 持续或反复异常,或肝组织学检查有肝炎病变。

根据病情的严重程度,慢性乙型肝炎也可进一步分为轻度、中度和重度(表 3-2)。

表 3-2 慢性乙肝的分度标准

项目	轻度	中度	重度
ALT/AST	≤正常 3 倍	＞正常 3 倍	＞正常 3 倍
胆红素	≤正常 2 倍	正常 2～5 倍	＞正常 5 倍
白蛋白	≥35g/L	35-32g/L	≤32g/L
A/G	≥1.4	1.4-1.0	≤1.0
γ 球蛋白	≤21％	21％～26％	≥26％
PTA(％)	＞70	70～60	60～40

（2）乙肝病毒携带者：①慢性 HBV 携带者：多为处于免疫耐受期的 HBsAg，HBeAg 和 HBV DNA 阳性者，1 年内连续随访 3 次以上均显示血清 ALT 和 AST 在正常范围，肝组织学检查无明显异常。②非活动性 HBsAg 携带者：血清 HBsAg 阳性、HBeAg 阴性、抗-HBe 阳性或阴性，HBV DNA 低于最低检测限，1 年内连续随访 3 次以上，ALT 均在正常范围。肝组织学检查显示 Knodell 肝炎活动指数（HAI）＜4 或根据其他的半定量计分系统判定病变轻微。

（3）隐匿性乙型肝炎：血清 HBsAg 阴性，但血清和（或）肝组织中 HBV DNA 阳性，并有慢性乙型肝炎的临床表现。除 HBV DNA 阳性外，患者可有血清抗-HBs、抗-HBe 和（或）抗-HBc 阳性，但约 20％隐匿性慢性乙型肝炎患者的血清学标志物均为阴性。诊断需排除其他病毒及非病毒因素引起的肝损伤。

（4）乙型肝炎肝硬化：肝硬化是部分慢性乙型肝炎进展的结果，根据肝脏储备功能，将肝硬化分为肝功能代偿期和失代偿期两个阶段，根据肝脏炎症程度，又可分为静止期和活动期。评估肝硬化程度主要根据肝脏的炎症程度和门脉高压症的情况，如肝功反复异常，乙肝病毒复制活跃考虑为活动性肝硬化，否则为静止性；如出现门脉高压并发症者，如腹水、消化道出血、肝性脑病和肝肾综合征等为失代偿期肝硬化。（详见第四章）

二、丙型肝炎的临床特征与诊断

（一）急性丙型肝炎

1. 流行病学史 部分患者有输血、血制品和明确的血液暴露史，如文身、不洁补牙修牙史等，静脉吸毒也是感染丙肝病毒途径之一。输血后急性丙型肝炎的潜伏期为 2～16 周，而散发性急性丙型肝炎潜伏期尚不清楚。还有部分患者没有明确的流行病学史。

2. 临床表现　无特异性，且较轻，可表现为乏力、食欲下降，恶心，肝区不适或钝痛，少数可有黄疸，极少数伴有发热，可伴有肝外表现如肌肉和关节疼痛。查体可发现肝脾轻度肿大。大部分患者无明显症状，呈现为隐匿性感染。

3. 实验室检查　ALT、AST 水平变化可反映肝细胞损害程度，但 ALT、AST 水平与 HCV 感染引起的肝组织炎症分度和病情的严重程度不一定平行；急性丙型肝炎患者的 ALT 和 AST 水平一般较低，但也有较高者。血清白蛋白、凝血酶原活动度和胆碱酯酶活性降低较少，胆红素升高者亦少见，很少见到重度肝损伤表现者。抗-HCV 为阳性，可检测到 HCV RNA。有些患者在肝功恢复正常前已经检测不到 HCV RNA，但更多患者在肝功恢复后仍然可检测到 HCV RNA，并持续存在，这些患者大多转为慢性 HCV 感染。

4. 诊断　主要依据流行病学史、临床表现和实验室检查，但由于很多患者提供不了明确流行病学史，也可根据临床表现和实验室检查来确诊，值得注意的是当发现肝炎症状、ALT 升高表现时，已经可查出 HCV RNA，但仅有 50%～70% 患者可查出抗 HCV 阳性，3 个月后 90% 的患者抗-HCV 阳性。

5. 预后　急性丙型肝炎的肝损伤一般为轻度或中度，很少有重型肝炎的表现，急性感染 HCV 后慢性化率高达 55%～85%。

（二）慢性丙型肝炎

1. 流行病学特点　有些患者有明确的输血和血制品史；有的患者有文身、修眉、修脚、拔牙补牙等史，虽然很难判断这些行为是否和感染 HCV 相关，但至少为高危因素；还有些患者有静脉吸毒史等。

2. 临床特点　和其他类型的慢性肝炎比较，起病更为隐匿，多数患者是在体检中或诊治其他疾病时发现感染了丙肝病毒，有些患者有轻度乏力、食欲下降等不适症状，但不多见。有些患者可有肝外表现，如反复皮疹、关节疼痛、眼干口干等不适，肝外临床表现或综合征可能是机体异常免疫反应所致，包括类风湿关节炎、干燥性结膜角膜炎、扁平苔藓、肾小球肾炎、混合型冷球蛋白血症、B 细胞淋巴瘤和迟发性皮肤卟啉症等。

3. 实验室检查

（1）生化学检查：慢性丙型肝炎患者中，约 30% ALT 水平正常，约 40% ALT 水平低于 2 倍正常值上限。虽然大多数此类患者只有轻度肝损伤，但有部分患者可发展为肝硬化。ALT 水平下降是抗病毒治疗中出现应答的重要指标之一。

（2）抗-HCV 检测：抗-HCV 酶免疫法（EIA）适用于高危人群筛查，也可用于 HCV 感染者的初筛。但抗-HCV 不能作为抗病毒疗效的评判指标。一些透析、免疫功能缺陷和自身免疫性疾病患者可出现抗-HCV 假阳性，因此，HCV RNA 检测有助于确诊这些患者是否合并感染 HCV。

（3）HCV RNA 定量检测：HCV RNA 定量检测尚无固定的标准，有不同试剂和不同的检查方法，常见的国产试剂的不可测标准在 500～1000 拷贝/ml；而进口较敏感的试剂在 20IU/ml。HCV 病毒载量的高低与疾病的严重程度和疾病的进展并无绝对相关性，但可作为抗病毒疗效评估的观察指标。在 HCV RNA 检测中，应注意可能存在假阳性和假阴性结果。

（4）HCV 基因分型：HCV RNA 基因分型方法较多，应用 Simmonds 等 1～6 型分型法最为普遍。HCV RNA 基因分型结果有助于判定治疗的难易程度及制定抗病毒治疗的个体化方案。我国 HCV 感染者的 HCV RNA 基因型大多数为 1b 型。

4. 诊断依据　HCV 感染超过 6 个月，或发病日期不明、无肝炎史，但肝脏组织病理学检查符合慢性肝炎，或根据症状、体征、实验室及影像学检查结果综合分析，亦可诊断。

病变程度判定：病变程度判断可参考中华医学会传染病与寄生虫病学分会、肝病学分会联合修订的《病毒性肝炎防治方案》（2000 年，西安）中关于肝脏炎症和纤维化分级、分期的诊断标准。HCV 单独感染极少引起重型肝炎，HCV 重叠 HIV、HBV 等病毒感染、过量饮酒或应用肝毒性药物时，可发展为重型肝炎。HCV 感染所致重型肝炎的临床表现与其他嗜肝病毒所致重型肝炎基本相同，可表现为急性、亚急性和慢性经过。

（三）丙型肝炎肝硬化

慢性丙型肝炎部分患者发展为肝硬化，由于丙型肝炎发病较隐匿，很多患者初次就诊时就已发展至肝硬化阶段。肝硬化的表现主要有两个方面，一是生化学改变，包括白蛋白降低，胆红素的升高、胆碱酯酶下降及凝血酶原时间的延长等肝功能异常；其次是门脉高压症，包括食道胃底静脉曲张破裂出血、腹水、自发性腹膜炎及肝肾综合征、肝性脑病。依据肝功能的是否异常区分是静止期还是活动性，根据是否出现门脉高压并发症区别是代偿期还是失代偿期。

值得注意的是，丙型肝炎肝硬化的抗病毒治疗和乙型肝炎肝硬化抗病毒原则不同。（详见第四章）

第二节　病毒性肝炎的抗炎保肝治疗

急性肝炎的预后大都良好，急性期需要住院隔离，应采取合理营养，注意休息，以抗炎保肝药物为主的综合治疗，防止急性肝炎慢性化。慢性肝炎治疗的关键是抗病毒控制病情进展，抗炎保肝治疗是重要的补充，在抗病毒治疗开始、过程中都需要抗炎保肝，特别在抗病毒禁忌证、抗病毒治疗失败、病情严重者,抗炎保肝为主要治疗方法。临床应该合理应用抗炎保肝药物,尽可能发挥其最大作用,以获得综合治疗的最佳效果。

一、药物治疗原则

各类型急性肝炎的临床表现相似,患者常有明显食欲不振、恶心呕吐、黄疸等,除休息与营养治疗外,可根据病情的轻重,给予静脉点滴和口服药物联合应用积极的抗炎保肝治疗。

慢性乙型肝炎的活动期的病情较轻的患者常常选择 1～2 种保肝降酶口服药物,不要超过 3 种。对病情较重、进食明显较少者,可予静脉点滴给药。如患者合并有脂肪肝或糖尿病,多选用 5％葡萄糖液或 0.9％氯化钠,注意血糖水平的影响。

二、常用的保肝药物

(一) 抗炎类

炎症是病毒性肝炎基本的病理损伤,直接或间接导致肝组织损害,使肝实质细胞发生形态学改变,表现为肝细胞变性、坏死、凋亡和不同程度炎性细胞浸润,血清转氨酶水平升高,引起肝细胞功能损害。给予抗炎药物的应用,可以保护肝细胞,减轻肝脏炎症,促进肝细胞功能的修复。

临床常用的甘草酸类制剂具有较强的抗炎作用,此类制剂治疗各类型肝炎具有良好疗效,尤其对降低血清转氨酶效果明显。常用药物包括甘草酸单胺、甘草酸二胺、复方甘草酸苷及异甘草酸镁等。该类药不良反应有食欲不振、恶心、呕吐、腹胀、皮肤瘙痒、荨麻疹、口干、浮肿、低血钾,心脑血管系统常见头痛、头晕、心悸及血压增高,因此,治疗过程中,应定期监测血压、血清钾、钠浓度,如出现血压升高,可加用小剂量利尿剂,如出现低钾,应及时补钾。临床还发现部分糖尿病患者用药后出现血糖升高的现象,建议用药过程中注意监测。

常用抗炎药物包括:联苯双酯、双环醇、齐墩果酸、苦黄注射液等。

(二) 抗氧自由基类

氧自由基的损伤作用是慢性肝炎发病机制之一。库普弗细胞(kupffer Cell)和中性粒细胞是肝内、外产生氧自由基的主要细胞。这两种炎症细胞都产生一系列的炎症反应和细胞毒介质,参与肝脏病理损伤的复杂连锁过程,引起细胞器成分特别是线粒体、溶酶体、蛋白质和核酸的损害,甚至导致肝细胞凋亡、坏死和炎症反应。常用药物包括:维生素 E、还原性谷胱甘肽、硫普罗宁、维生素 C 等。

（三）保护肝细胞膜类

各种病因引起的慢性肝病均会对肝脏产生不同程度的损害,但最终的病理变化都可表现为肝细胞膜和细胞器膜受损,膜磷脂的丧失。肝细胞生物膜受损,必然导致肝细胞的坏死及功能的减弱。所以修复受损的肝细胞膜和细胞器膜及恢复膜功能将会对各种原因所致的肝病产生最基本的治疗作用。保护肝细胞膜类的药物应用,可以减轻膜受损程度,从而修复肝脏功能。常用药物包括:多烯磷脂酰胆碱、水飞蓟宾、熊去氧胆酸等。

（四）促进肝代谢解毒类

肝脏是人体最大和最复杂的生化器官,也是人体内物质代谢、清除毒物的最大反应器。糖、脂肪和蛋白质三大物质的合成、分解代谢,燃烧供能,合成人体内环境所必须的要素。机体代谢过程中中间/终末产物的清除,内源性毒物及从肠道吸收的毒素、药物、微生物等的解毒、无害化等重要代谢过程均有赖于完整的肝脏功能。因此,肝脏在维护人体代谢的内稳定状态中发挥着重要的中枢性作用。但是一旦肝脏发生病变时,往往可表现出各种代谢紊乱和临床表现。尽管原发病因不同,但对肝病的损害非常相似,不过程度不同而已。促进肝代谢解毒类药物在肝脏受损时能发挥着调节和改善肝脏功能作用。

常用药物包括:腺苷蛋氨酸、硫普罗宁、门冬氨酸钾镁、马洛替酯、葡萄糖醛酸内酯等。

（五）促进细胞修复再生类

肝脏具有极强的再生能力,人体和动物实验证明,切除大鼠肝脏 2/3 或手术切除大部分损伤的人体肝脏后只需 7~10 天就可使肝脏恢复到原体积大小并自行停止。目前研究认为能够促进肝细胞生长的因子很多,包括肝细胞生长刺激物质（HSS）、肝再生增强因子（ALR）、肝细胞生长因子（HGF）、表皮生长因子（EGF）、转化生长因子 α（TGF-α）、胰岛素-胰高血糖素（G-I）、前列腺素（PGE）等。因此,对能促进肝细胞生长的因子的研究已成为近年来研究的热点。

三、病毒性肝炎的中医药治疗

中医虽无"病毒性肝炎"的病名,但据其临床表现可归属于"黄疸"、"胁痛"、"癥积"、"鼓胀"、"虚劳"等范畴。祖国医学对肝病的防治积累了数千年的经验,形成独特的理论体系,具有用药灵活、疗效肯定、无明显毒副作用等特点,对肝病有较好的防治作用,已成为临床医师经常选择的治疗方法之一。

（一）病毒性肝炎的辨证施治

中医认为病毒性肝炎外因包含感受湿热疫毒、饮食不节、劳逸过度、情志不畅等方面,内因则是正气亏虚。急性病毒性肝炎以湿热疫毒蕴结最为常见,属邪实之证。若正虚邪恋,病情缠绵,迁延不愈,虚实兼夹,可转变为慢性肝炎。多因情志失调,肝气郁结,或气郁日久,气滞血瘀,淤血停积,或脾失健运,湿热内郁,疏导不利所致。本病病位在肝胆脾胃,疫毒、湿、热、气滞、淤血,则是常见病理产物。

1. 肝胆湿热证　右胁胀痛,脘腹满闷,恶心厌油,身目黄或无黄,小便黄赤,大便黏腻臭秽,舌苔黄腻,脉弦滑数。治法:清利湿热,凉血解毒。代表方剂:茵陈蒿汤类方加减。

2. 肝郁脾虚证　胁肋胀满,精神抑郁,面色萎黄,纳食减少,口淡乏味,脘痞腹胀、大便溏薄,舌淡苔白,脉沉弦。治法:疏肝解郁、健脾和中。代表方剂:逍遥散、柴芍六君子汤等。

3. 肝肾阴虚证　头晕耳鸣,两目干涩,口燥咽干,失眠多梦,五心烦热,腰膝酸软,女子经少经闭,舌红少津或有裂纹,脉细数无力。治法:养血柔肝,滋阴补肾。代表方剂:一贯煎、滋水清肝饮等。

4. 脾肾阳虚证　畏寒喜暖,少腹腰膝冷痛,食少便溏,食谷不化,甚则滑泄失禁,下肢浮肿,舌质淡胖,脉沉细无力或沉迟。治法:健脾益气,温肾扶阳。代表方剂:附子理中汤合五苓散,四君子汤合金匮肾气丸等。

5. 淤血阻络证　面色晦黯,或见赤缕红斑,肝脾肿大,质地较硬,蜘蛛痣,女子行经腹痛,经水色暗有块,舌质紫黯或有瘀斑,脉沉细涩。治法:活血化瘀、散结通络。代表方剂:膈下逐瘀汤、鳖甲煎丸等。

上述分证在临床具体应用时要注意各证型之间的相互联系、转化和相兼,如兼郁、兼痰以及两证或多证候的交叉兼见,形成虚实夹杂、寒热互见的复杂病机,治疗亦需灵活化裁。

（二）病毒性肝炎常用中成药

病毒性肝炎可依据辨证选择 1～3 种中成药,保肝为主的药物疗程一般 1～2 个月。对于慢性病毒性肝炎肝纤维化,病因治疗也就是抗病毒治疗是抗肝纤维化的首要对策,然而病因治疗不等于也不能代替针对细胞外基质代谢与肝星状细胞活化的抗肝纤维化治疗,中医药在抑制肝脏细胞外基质生成与沉积,促进其降解中发挥了重要作用。抗肝纤维化的中药与抗病毒药联合使用,将有助于肝纤维化的逆转,延缓肝硬化的发生。抗肝纤维化的中药疗程一般在 6 个月以上,需定期检测,长期随访。

1. 清热祛湿类中成药　清热祛湿法是治疗病毒性肝炎最常用的方法。需要格外注意的是,寒湿黄疸证不可应用本类药物。

(1)垂盆草冲剂:由鲜垂盆草制备而成。每次 10g,每日 2～3 次。

(2)护肝宁片:每次 4～5 片,每日 3 次。

(3)护肝片:每次 4 片,每日 3 次。无糖型护肝片尤其适合糖尿病患者服用。

(4)水飞蓟类:复方益肝灵片含水飞蓟宾 21mg,五仁醇(主要成分为五味子乙素)浸膏 80mg。每次 4 片,每日 3 次。飞利肝宁胶囊主要成分是水飞蓟加当药,每次 4 粒,每日 3 次。利加隆片含水飞蓟 35mg,每次 2～4 片,每日 3 次。

(5)双虎清肝颗粒:开水冲服,每次 12g,每日 2 次。

(6)茵莲清肝合剂:每次 50ml,每日 2 次。口味太甜不适合糖尿病患者。

(7)茵栀黄口服液:10ml/支,每次 10ml,每日 3 次;颗粒剂每次 3～6g,每日 3 次。注射液,每次 10～20ml,用 10％ 葡萄糖注射液 250～500ml 稀释后滴注。

(8)苦黄注射液静脉滴注,40～60ml 加入 10％ 葡萄糖溶液 250～500ml 静滴。

2. 理气类中成药

(1)乙肝益气解郁冲剂:每次 20g,每日 3 次。

(2)慢肝解郁胶囊:每次 4 粒,每日 3 次。

(3)舒肝止痛丸:每次 1 丸,每日 2 次。

(4)澳泰乐颗粒:每次 1 袋,每日 3 次。

3. 活血类中成药

(1)复方丹参注射液:静脉滴注,每次 100ml 或 250ml,每日 1 次。

(2)复方鳖甲软肝片:每次 4 片,每日 3 次,6 个月为一疗程。

(3)活络舒肝胶囊:每次 5 粒,每日 3 次。

(4)大黄䗪虫丸　每次 3～6g,每日 3 次。

4. 补益类中成药

(1)虫草头孢菌丝:是心肝宝胶囊、百令胶囊的主要成分,每次 2～4 粒,每日 3 次。

(2)扶正化瘀胶囊:每次 3 粒,每日 3 次,24 周为一疗程。

(3)健脾益肾颗粒:每次 10g,每日 2 次

(三) 其他治法

1. 单方验方

(1)蒲公英 90～120g 水煎服,治黄疸。

(2)鲜甜瓜蒂 5g,加水 100ml,水煎去渣,每次 5ml,每日服 2 次。

(3)茵陈 30g,鸡内金 15g,炒研冲服,每日 2 次。

(4)药茶疗法

茵黄绿茶:茵陈 30g,生大黄 6g,绿茶 3g,上药水煎,代茶饮。荸荠茶:荸荠 120g,打碎,煎汤,代茶饮。

(5)药膳疗法

茯苓赤豆苡米粥:治阳黄湿重于热。茯苓粉 20g,赤小豆 50g,薏米仁 100g。先将赤小豆浸泡半天,与苡仁共煮粥,豆煮烂后,加茯苓粉再煮成粥,加白糖少许。每日数次,随意服食。

　　2. 针灸

　　(1)阳黄取穴:胆俞、阴陵泉、内庭、太冲、阳纲、阳陵泉(泻)、建里(补)。

　　(2)阴黄取穴:至阳、脾俞、胆俞、中脘、三阴交、肾俞、足三里(补)、肝俞(泻)。

　　3. 推拿疗法　　点按侧胸腹—按上腹部—顺气—摩按季肋—脊背拿提—揉足三里。

　　4. 耳穴压豆　　取神门、肝、胆、脾等穴,腹胀者加大肠、三焦、皮质下;胁痛者加交感、胃。用王不留行籽贴压,两耳交替,每周 2～3 次,5 次为一疗程。

　　5. 穴位敷贴　　柴胡、郁金、川楝子、延胡索、冰片。上药共研细末,以蜂蜜调和。贴于神阙、章门、期门、京门等穴位,每日 1 次,14 次为一疗程。

第三节　慢性病毒性肝炎的抗病毒治疗

一、慢性乙型肝炎的抗病毒治疗

　　慢性乙型肝炎的发病机制复杂,目前仍未完全阐明,但病毒持续复制和机体免疫清除能力低下是发病的两个基本因素。30 多年的基础及临床研究表明,抗病毒治疗是根本的治疗手段,是慢性乙肝病毒性肝炎的治疗重点和核心。抗病毒治疗使病毒复制得到抑制后,肝功能恢复正常,肝脏炎症减轻,肝纤维化形成延缓。临床资料显示,抗病毒治疗可以明显缓解肝硬化进展、显著降低肝癌的发生概率,因此,临床医师要特别重视抗病毒治疗,同时需要明白几个问题:治疗的目标是什么？ 谁需要治疗？ 什么时候开始治疗？ 用什么药物治疗？ 需要多长时间治疗？ 只要条件允许,就应该为患者设计经济有效、切实可行、规范的抗病毒治疗方案,并与患者良好沟通,提高患者对抗病毒治疗的认知程度,提高患者的依从性,提高抗病毒治疗的效果。

　　(一)抗病毒治疗目的

　　最大限度地长期抑制或消除乙肝病毒,减轻肝细胞炎症坏死及肝纤维化,延缓和阻止疾病进展,减少和防止肝脏失代偿、肝硬化、肝癌及其并发症的发生,从而改善生活质量和延长存活时间。

　　(二)抗病毒治疗时机

　　慢性乙型肝炎病毒感染的自然病程可大致分为 4 个时期,各个时期的免疫功能、病毒复制水平及肝脏炎症程度都不尽相同。第一期是免疫耐受期,感染者的免疫系统对乙型肝炎病毒不能识别,因而不发生对病毒的免疫清除。处于这个时期的感染者病毒复制水平较高,无肝脏炎症或仅有轻度肝脏炎症,血清 ALT 水平多为正常,此阶段为慢性 HBV 携带者,一般不推荐抗病毒治疗;第二期是免疫清除期,随着感染者免疫系统逐渐成熟,对乙型肝炎病毒的识别能力逐渐增强,机体针对病毒的免疫清除作用反复进行。表现为患者血清病毒载量反复上下波动和消长,肝脏炎症活动迁延持续、血清 ALT 水平不断高低波动,此阶段为慢性肝炎阶段,此期为抗病毒治疗的时机;第三期是静止期或称非活动期,此阶段患者对病毒发生持续免疫应答,对病毒持续清除,因此患者病毒水平较低,甚至在检测范围以下。患者的肝脏炎症程度较轻,血清 ALT 水平可处于正常范围。肝脏基础病变较轻的患者病情稳定,进入非活动性 HBsAg 携带状态,此阶段一般不推荐抗病毒治疗;第四期为肝炎再活动期,在静止期后,有部分患者病毒含量上升并出现肝脏炎症的再次活动,因此,需要积极抗病毒治疗控制病情进展。患者由于经历了较长时期的免疫清除和炎症活动,肝脏基础病变严重,甚至进展到肝硬化或出现肝脏失代偿,此时又称为终末肝病期。

现在已经认识到,取得抗病毒治疗应答的关键因素之一在于治疗前患者的免疫状态和是否有肝脏的炎症活动,在出现免疫清除反应时进行抗病毒治疗患者的应答率更高。因此,处于免疫耐受期的感染者,尽管血清病毒载量高,但现有的治疗方法往往难以取得良好应答,因此主张密切观察,等待时机。免疫清除期和再活动期是病毒和机体免疫系统反复相互作用,导致慢性乙型肝炎疾病持续进展,因而急需接受治疗的重要时期,是抗病毒治疗的最佳时机。无病毒复制期的患者一般不需抗病毒治疗,特别是非活动性 HBsAg 携带者。

(三)抗病毒治疗的适应证及药物

慢性乙型肝炎包括肝炎肝硬化的患者只要有活跃的病毒复制就应进行抗病毒治疗。处于免疫耐受期的患者在目前的抗病毒药物治疗情况下,常常难以取得持续病毒学应答。即使处于免疫清除期的患者也是免疫功能激活和相对静止相互交替,在免疫功能相对静止阶段抗病毒治疗的疗效也有限。一般来说,患者血清 ALT 水平是免疫功能是否激活的标志,也是患者是否需要抗病毒治疗的指征之一。

我国慢性乙型肝炎防治指南(2010 年版)提出的抗病毒治疗的适应证包括:

1. HBV DNA $\geq 10^5$ copies/ml(HBeAg 阴性者为 $\geq 10^4$ copies/ml);

2. ALT $\geq 2 \times$ ULN;如用于干扰素治疗,ALT 应 $\leq 10 \times$ ULN,血总胆红素水平 $< 2 \times$ ULN;

3. 如 ALT $< 2 \times$ ULN,但肝组织学显示 Knodell HAI ≥ 4,或炎症坏死 $\geq$ G2,或纤维化 $\geq$ S2。

具有 1 并有 2 或 3 的患者应进行抗病毒治疗；对达不到上述治疗标准者，应监测病情变化，如持续 HBV DNA 阳性，且 ALT 异常，也应考虑抗病毒治疗。乙型肝炎肝硬化患者 AST 水平可高于 ALT，可参考 AST 水平，这类患者只要病毒活跃复制，即使 ALT 正常也应抗病毒治疗。临床应当注意动态检测，病毒水平上升和 ALT 水平上升常常不在同一时间点，后者常迟于前者。临床经常观察到这样的情况，有的患者，特别是肝硬化患者发现 ALT 升高时，HBV DNA 已在检测水平以下。其实这并不意味无病毒复制，而正是因为有病毒复制，并且激活了免疫系统，刚刚经历了一次免疫清除，使 HBV DNA 下降和 ALT 上升。动态检测有助于揭示这种规律。肝脏基础病变较重的患者常常因为这样的肝炎发作导致失代偿发生，抗病毒治疗可以预防或阻止免疫清除导致的肝炎发作。

目前抗病毒治疗药物主要有两类，第一类为干扰素 α，通过提高机体的免疫清除能力，同时也有直接抑制病毒的作用，达到清除病毒感染肝细胞之目的，第二类是核苷（酸）类似物，直接抑制病毒复制。

（四）抗病毒治疗的疗效预测和评价

1. 乙型肝炎抗病毒治疗的疗效预测　慢性乙型肝炎患者的关键性治疗是进行抗病毒治疗，有下列因素者常可取得较好的疗效：①治疗前 ALT 反复波动在 $150\sim400$U/ml。②HBV DNA$<2\times10^8$ copies/ml。③女性患者。④有明确急性发病史，病程小于 5 年疗效较好。⑤非母婴垂直传播。⑥肝脏组织病理有活动性炎症病变如碎屑样坏死者。⑦对治疗依从性好的患者。⑧HBV 基因 B 型的应答率较 C 型高。⑨无 HCV、HDV 或 HIV 合并感染者。

2. 乙型肝炎抗病毒治疗的疗效评价　抗病毒治疗有统一的疗效评价指标和标准，目前疗效评价指标包括病毒学、血清学、生化学和组织学指标。具体评价标准如下：

（1）单项指标应答：①病毒学应答，指血清 HBV DNA 检测不到（PCR 法）或低于检测下限，或较基线下降≥2log10。②血清学应答，指血清 HBeAg 转阴或 HBeAg 血清学转换或 HBsAg 转阴或 HBsAg 血清学转换。③生化学应答，指血清 ALT 和 AST 恢复正常。④组织学应答，指肝脏组织学炎症坏死或纤维化程度改善达到某一规定值。

（2）按照时间顺序的应答：①初始或早期应答，指治疗 12 周时的应答。②治疗结束时应答，指治疗结束时应答。③持续应答，指治疗结束后随访 6 个月或 12 个月以上，疗效维持不变，无复发。

（3）联合应答：①完全应答，指 HBeAg 阳性慢性乙型肝炎患者，治疗后同时达到 ALT 恢复正常，HBV DNA 检测不出（PCR 法）和 HBeAg 血清学转换；HBeAg 阴性慢性乙型肝炎患者，治疗后 ALT 恢复正常，HBV DNA 检测不出（PCR 法）。②部分应答，介于完全应答与无应答之间。如 HBeAg 阳性慢性乙型肝炎患者，治疗后 ALT 恢复正常，HBV DNA $<10^5$ copies/ml，但无 HBeAg 血清学转换。③无应答，指未达到以上应答者。

（五）推荐的治疗方案

1. 干扰素治疗慢性乙型肝炎

（1）干扰素的分类：干扰素有三类，α、β、γ。INFα 是有效的抗病毒药物，包括普通 INFα、复合 IFN 和聚乙二醇化干扰素（PegIFN-α）。临床常用的普通 INFα 有 2b 型、1b 型、2a 型，聚乙二醇化干扰素包括 PegIFN-α2a（派罗欣，pegasys），PegIFN-α2b（佩乐能，pegintron）。国产普通干扰素价格比进口干扰素低，亦能取得较好的疗效。目前临床应用的聚乙二醇化干扰素均为进口药物，每周注射一次可以有效维持血药浓度，可减轻患者的注射痛苦且疗效优于普通干扰素，但是价格较贵。

（2）推荐的干扰素治疗方法：对于 HBeAg 阳性患者，推荐使用普通 IFNα，5MIU（可根据患者的耐受情况适当调整剂量），隔日 1 次或每周 3 次，皮下或肌内注射，虽然一般疗程为 6 个月，如有应答，为提高疗效亦可延长疗程至 1 年或更长。也可使用 PegIFN-α2a，180μg，或 PegIFN-α2b，80μg，每周 1 次，皮下注射，疗程 1 年。现在的观点是以达到治疗终点来确定每个人的具体疗程。对于 HBeAg 阴性患者，推荐使用普通 IFN-α，3MIU～5MIU，隔日 1 次或每周 3 次，皮下或肌内注射，疗程至少 1 年。也可使用 PegIFNα-2a，135～180μg，或 PegIFNα-2b，50～80μg，每周 1 次，皮下注射，疗程至少 1 年。

（3）干扰素治疗的监测和随访

治疗前应检查：①生化学指标，包括 ALT、AST、胆红素、白蛋白及肾功能。②血常规、甲状腺功能、血糖及尿常规。③病毒学标志，包括 HBsAg、HBeAg、抗-HBe 和 HBV DNA 的基线状态或水平。④对于中年以上患者，应作心电图检查和测血压。⑤排除自身免疫性疾病。⑥尿人绒毛膜促性腺激素（HCG）检测及排除妊娠。

治疗过程中应检查：①开始治疗后的第 1 个月，应每 1～2 周检查 1 次血常规，以后每月检查 1 次，直至治疗结束。②生化学指标，包括 ALT、AST 等，治疗开始后每月 1 次，连续 3 次，以后随病情改善可每 3 个月 1 次。③病毒学标志，治疗开始后每 3 个月检测 1 次 HBsAg、HBeAg、抗-HBe 和 HBV DNA。④其他，每 3 个月检测 1 次甲状腺功能、血糖和尿常规等指标；如治疗前就已存在甲状腺功能异常，最好先用药物控制甲状腺功能异常，然后再开始干扰素治疗，同时应每月检查甲状腺功能；治疗前已患糖尿病者，也应先用药物控制糖尿病，然后再开始干扰素治疗。⑤应定期评估精神状态，尤其对出现明显抑郁症和有自杀倾向的患者,应立即停药并密切监护。

(4)干扰素的不良反应及其处理:干扰素的主要不良反应包括:①流感样症状较常见,表现为发热、寒战、头痛、肌肉酸痛和乏力等,随疗程进展,此类症状可逐渐减轻或消失。②外周血白细胞(中性粒细胞)和血小板减少。如中性粒细胞绝对计数≤$1.0×10^9$//L,应降低 IFNα 剂量;1～2 周后复查,如恢复,则逐渐增加至原量。如中性粒细胞绝对计数≤$0.75×10^9$//L,血小板<$30×10^9$/L,则考虑应停药。对中性粒细胞明显降低者,可使用粒细胞集落刺激因子(G-CSF)或粒细胞巨噬细胞集落刺激因子(GM-CSF)治疗。③精神异常为偶见症状。可表现为抑郁、妄想症、重度焦虑等精神病症状。因此,使用干扰素前应评估患者的精神状况,治疗过程中也应密切观察。抗抑郁药可缓解此类不良反应,但对症状严重者,应及时停用 IFN。④干扰素诱导产生自身抗体和自身免疫性疾病亦少见。包括抗甲状腺抗体、抗核抗体和抗胰岛素抗体。出现甲状腺疾病(甲状腺功能减退或亢进)、糖尿病、血小板减少、银屑病、白斑、类风湿关节炎和系统性红斑狼疮样综合征等,严重者应停药。⑤其他少见的不良反应。包括肾脏损害(间质性肾炎、肾病综合征和急性肾衰竭等)、心血管并发症(心律失常、缺血性心脏病和心肌病等)、视网膜病变、听力下降和间质性肺炎等,发生上述不良反应时,应停止干扰素治疗。

(5)干扰素治疗的禁忌证:干扰素治疗的绝对禁忌证包括:妊娠、精神病史(如严重抑郁症)、未能控制的癫痫、未戒断的酗酒/吸毒者、未经控制的自身免疫性疾病、失代偿期肝硬化、有症状的心脏病、治疗前中性粒细胞计数<$1.0×10^9$/L 和治疗前血小板计数<$50×10^9$/L。

干扰素治疗的相对禁忌证包括:甲状腺疾病、视网膜病、银屑病、既往抑郁症史、未控制的糖尿病、未控制的高血压、总胆红素>51μmol/L 特别是以间接胆红素为主者。

2. 核苷(酸)类似物治疗慢性乙型肝炎　近年来核苷(酸)类似物治疗慢性乙型肝炎的临床研究进展迅速。研究涉及的病人数量多,范围广,包括不同区域和人种,持续时间长,有的研究已经有长达 5 年的结果。研究的对象包括 HBeAg 阳性和 HBeAg 阴性患者,代偿性和失代偿性肝硬化患者,接受化疗或免疫抑制剂治疗的患者,肝移植患者等。研究方法科学、客观。核苷(酸)类似物作用于病毒逆转录酶,直接抑制病毒复制,具有起效快、作用强、口服方便、不良反应少等特点。由于难以彻底清除病毒,需要长期用药,但在长期用药的过程中可能发生耐药突变,且耐药率逐年升高。总体来说,经核苷(酸)类似物治疗后患者的血清 HBV DNA 水平迅速下降,部分患者可降至检测范围以下(PCR 法),ALT 水平下降或复常,HBeAg 阳性的部分患者出现 HBeAg 阴转或血清转换,肝组织学炎症或纤维化指数改善。长期治疗和耐药突变监测是成功治疗的关键。嘱咐患者，此类药物服用前及服用后空腹 2h 以上。

（1）拉米夫定（lamivudine，LAM）：主要作用于乙肝病毒的 DNA 多聚酶，从而抑制 DNA 合成和病毒复制。常规用量：100mg/片，口服，每日 1 次。该药可明显抑制 HBV DNA 水平，长期治疗可以减轻炎症，降低肝纤维化和肝硬化的发生率，失代偿期肝硬化患者服用此药也能改善肝功能，延长生存期。此外，拉米夫定还应用于术前和术后的肝移植患者。

拉米夫定禁忌证：①对该药过敏者，②妊娠、哺乳期妇女，③肾功能不全。

使用注意事项：①YMDD 变异（耐药）的监测：拉米夫定长期服用发生病毒变异耐药率较高，表现为原已阴转 HBV DNA 再次阳性或原已下降的 HBV DNA 升高，或表现为 ALT 升高的病情进展，偶尔会引起肝功能失代偿，因此，应用过程中强调每 3 个月监测 HBV DNA，以及早发现耐药。据报道，拉米夫定耐药变异的发生随用药时间的延长而比例增高，第 1、2、3、4 年分别为 14%、38%、49% 和 66%。耐药发生后，可根据患者肝病及病毒复制状况，调整治疗方案：建议与阿德福韦酯联合应用，不推荐换用双倍剂量的恩替卡韦；无肝硬化的患者评估病情后也可使用干扰素。②停药时间：拉米夫定疗程一般为 2 年以上或更长时间，停药后复发较常见，必须在专科医生指导下才能停药，少部分病人如肝硬化需要长期应用，不能随意停药。由于拉米夫定停药 1~3 个月甚至半年内可能会出现病情的反弹，HBV DNA 再度阳性或 DNA 载量升高，肝脏生化指标异常。因此，每位选择拉米夫定治疗的患者必须进行治疗前的认知教育，让患者真正了解随意停药的危害，在医师的指导下考虑停药时间。一旦出现停药反弹导致的病情加重，应立即采取相应的治疗措施。

（2）阿德福韦酯（adefovirdipivoxil，ADV）：目前临床应用的阿德福韦酯是阿德福韦的前体，即 5'-单磷酸脱氧阿糖腺苷的无环类似物，在体内水解为阿德福韦发挥抗病毒作用。基础和临床研究结果证实，阿德福韦酯能明显抑制病毒复制，对拉米夫定耐药患者也明显有效。阿德福韦酯长期应用也可发生耐药，但耐药发生率较低，耐药发生后可根据病情调整治疗：联合拉米夫定、替比夫定或恩替卡韦。阿德福韦酯对拉米夫定耐药变异的代偿期和失代偿期肝硬化患者均有效。研究表明，较大剂量应用时有一定肾毒性，主要表现为血清肌酐的升高和血磷的下降，但每日 10mg 剂量对肾功能影响较小。资料显示，治疗 48~96 周，约有 2%~3% 患者血清肌酐较基线值上升 >0.5mg/dl（44.2μmol/L）。对应用阿德福韦酯治疗者，应定期监测血清肌酐和血磷，及时处理不良反应。

（3）恩替卡韦（entecavir，ETV）：恩替卡韦是环戊酰鸟苷类似物。基础和临床前期研究提示,恩替卡韦能明显快速抑制病毒复制。Ⅱ/Ⅲ期临床研究表明,成人每日口服 0.5mg 能有效抑制 HBV DNA 复制,疗效优于拉米夫定;已有初步的临床研究证实,恩替卡韦治疗失代偿性乙型肝炎肝硬化是有效和安全的。国内进行的多中心随机双盲临床试验结果和国际上的研究结果一致。恩替卡韦的耐药率较低,临床试验结果表明,恩替卡韦对初治患者治疗 1 年和 2 年时的耐药发生率为 0,3 年耐药率为 1.7%～3.3%,但对拉米夫定失效患者治疗 1 年时的耐药发生率为 5.8%,治疗 2 年时的临床耐药率为 9%。研究提示,恩替卡韦与阿德福韦的突变位点无交叉。

(4)替比夫定(telbivudine,LdT):替比夫定为左旋脱氧胸苷。基础和临床前期的体内外研究均证实有较强的抑制 HBV DNA 的作用。试验证实,替比夫定治疗患者可发生病毒耐药突变,并具有拉米夫定的交叉耐药,有报告 HBeAg 阳性患者治疗 52 周时耐药率为 5%,因此,也需要定期监测 DNA 和肝功能进行耐药管理。美国 FDA 把替比夫定的妊娠安全性定位为 B 级,是妊娠安全性比较高的一个级别,有尝试在孕期使用替比夫定抗病毒治疗控制病情的研究报告。主要不良反应:少数患者出现肌酸激酶升高,据报道治疗 52 周和 104 周时发生 3～4 级肌酸激酶(CK)升高者为 7.5% 和 12.9%,个别患者甚至出现肌溶解综合征。与干扰素联合使用可加重此项不良反应,因此,禁用替比夫定联合干扰素治疗,治疗期间应 3～6 个月监测患者肌酸激酶变化,及时处理不良反应。

(5)替诺福韦酯(tenofovirdisoproxilfumarate,TDF):TDF 与阿德福韦酯结构相似,但肾毒性较小,治疗剂量为每日 300mg。本药在我国尚未被批准上市。该药抑制 HBV 的作用优于 ADV,未发现与替诺福韦酯有关的耐药突变。有研究显示,持续应用替诺福韦酯治疗 3 年时,72% 的 HBeAg 阳性患者和 87% HBeAg 阴性患者血清 HBVDNA＜400 拷贝/ml,亦未发现耐药变异。

(6)核苷(酸)类似物的推荐治疗方法:因为应用核苷类口服抗病毒药物易发生耐药的问题,目前国内外指南推荐在为初治患者选择药物时,低耐药是必须考虑的因素,尤其是失代偿肝硬化患者。

进行耐药管理是十分必要的,对于发生耐药突变的患者应当及早进行挽救治疗。为了降低多重耐药变异株产生的风险,加用无交叉耐药的第二种药物是优先选择的有效策略。如无禁忌证,亦可选用干扰素治疗。

对 HBeAg 阳性慢性乙型肝炎患者,推荐:①拉米夫定 100mg,每日 1 次口服。在达到 HBV DNA 低于检测下限、ALT 复常、HBeAg 血清学转换后,再巩固至少 1 年(经过至少两次复查,每次间隔 6 个月)仍保持不变、且总疗程至少已达 2 年者,可考虑停药但是复发率较高,可延长疗程可减少复发。②阿德福韦酯 10mg,每日 1 次口服。疗程可参照拉米夫定。③恩替卡韦 0.5mg,

每日 1 次口服。疗程可参照拉米夫定。④替比夫定 600mg，每日 1 次口服。疗程可参照拉米夫定。

对 HBeAg 阴性慢性乙型肝炎患者，拉米夫定、阿德福韦酯、恩替卡韦和替比夫定剂量用法同前。但此类患者复发率高，因此，宜选用耐药发生率低的核苷(酸)类似物治疗，且疗程应更长：在达到 HBV DNA 低于检测下限、ALT 正常后，至少再巩固 1 年半(经过至少 3 次复查，每次间隔 6 个月)仍保持不变、且总疗程至少已达到 2 年半者，可考虑停药。由于停药后复发率较高，可以延长疗程。

(7)核苷(酸)类似物治疗患者的检测和随访：治疗前应作各项指标的基线水平检测。包括①生化学指标包括 ALT、AST、胆红素、白蛋白等。②病毒学标志包括 HBeAg、抗-HBe 和 HBV DNA 的基线状态或水平。③根据病情需要，检测血常规、肌酸激酶和血清肌酐等。另外，有条件的单位治疗前后可行肝组织学检查。

治疗过程中应对相关指标定期监测和随访，以评价疗效和提高依从性：①生化学指标，治疗开始后每月 1 次，连续 3 次，以后随病情改善可每 3 个月 1 次。②病毒学标志，治疗开始后每 3 个月检测 1 次 HBsAg、HBeAg、抗-HBe 和 HBV DNA。③根据病情需要，检测血常规、血清磷酸肌酸激酶和肌酐等指标。

不论有否治疗应答，治疗结束停药后都应定期随访。建议停药后的前 3 个月每月 1 次、以后每 3～6 个月 1 次检测 ALT、AST、HBV 血清标志物和 HBV DNA，以及临床表现和不良反应。随访至少 12 个月。如随访中病情变化，应缩短随访间隔时间；如确定病情复发，应选用适当药物进行再治疗。

（六）免疫调节治疗

免疫调节治疗是慢性乙型肝炎治疗的重要手段之一，但目前尚缺乏乙型肝炎特异性免疫治疗方法。胸腺肽 α1 副作用小，使用安全，对于有抗病毒适应证，但不能耐受或不愿接受干扰素和核苷类似物治疗的患者，有条件可用胸腺肽 α1 1.6mg，每周 2 次，皮下注射，疗程 6 个月。

（七）其他抗病毒药物及中药治疗

苦参素(氧化苦参碱)系我国学者从苦豆子中提取，其纯度＞98％。已制成静脉和肌肉注射剂及口服制剂。我国的临床研究表明，本药具有改善肝脏生化学指标及一定的抗 HBV 作用。但其抗 HBV 的确切疗效尚需进一步扩大病例数，进行严格的多中心随机对照临床试验加以验证。

中医中药治疗慢性乙型肝炎在我国应用广泛，但多数药物缺乏随机对照研究，其抗病毒疗效尚需进一步确认。

二、慢性丙型肝炎抗病毒治疗

干扰素联合利巴韦林治疗开创了丙型肝炎抗病毒治疗时代。聚乙二醇化干扰素（PEGylated inteferon，Peg-IFN）联合利巴韦林（ribavirin，RBV）是目前慢性丙型肝炎（chronic hepatitis C，CHC）抗病毒治疗的标准方案，约65％甚至更多患者可取得持续病毒学应答（sustained virological response，SVR）。近年来，应答指导治疗（response-guided therapy，RGT）、特殊患者的治疗以及抗病毒治疗不良反应的处理均取得迅速进展。

（一）抗病毒治疗目标与应答指标

患者感染 HCV 25～30 年后肝硬化发生率为 5％～25％，HCV 相关肝硬化患者 10 年后肝功能失代偿发生率为 30％，肝细胞癌年发生率为 1％～3％。有效的抗病毒治疗可改善患者长期生存率与生活质量。因此，抗病毒治疗的长期目标为降低 HCV 相关肝硬化、肝衰竭与肝细胞癌的发生率，降低 HCV 相关病死率，改善患者生活质量。HCV 感染一般病情进展缓慢，抗病毒疗效评价多采用短期的临床指标，包括病毒学应答、生化学应答与肝组织学应答等指标。其中病毒学应答指标中的持续病毒学应答（sustained virological response，SVR）是当前评判疗效的最主要指标。常见病毒学应答相关定义见表3-3。

表 3-3　常见病毒学应答定义

病毒学应答指标	定义
快速病毒学应答（RVR）	治疗 4 周，HCV RNA 载量低于检测下限（LLD）
完全早期病毒学应答（cEVR）	治疗 12 周，HCV RNA 载量低于 LLD
部分早期病毒学应答（pEVR）	治疗 12 周，HCV RNA 下降＞$2\log_{10}$ IU/ml（或相当的拷贝/ml，下同），但未低于 LLD
治疗结束时病毒学应答（ETVR）	治疗结束时，HCV RNA 载量低于 LLD
持续病毒学应答（SVR）	达到 ETVR，停药随访 24 周仍维持 HCV RNA 载量低于 LLD
复发（relapse）	达到 ETVR，但停药后 HCV RNA 又可被检出
突破（breakthrough）	治疗期间曾出现 HCV RNA 低于 LLD，但继续治疗 HCV RNA 又可被检出
无应答（non-responder）	治疗 24 周，HCV RNA 仍可被检出

注：快速病毒学应答（rapid virological response，RVR）；检测下限（lower limit of detection，LLD）；完全早期病毒学应答（complete early virological response，cEVR）；部分早期病毒学应答（partial early virological response，pEVR）；治疗结束时病毒学应答（end-of-treatment virological response，ETVR）。

（二）抗病毒治疗的适应证与禁忌证

HCV RNA 阳性，无治疗禁忌证的 CHC 患者均应考虑抗病毒治疗。CHC 患者抗病毒治疗的相对与绝对禁忌证见表 3-4。血清 ALT 水平不作为抗病毒治疗的决定性指标。老年患者如不存在治疗禁忌证，在充分评估患者治疗获益与风险后，也可考虑抗病毒治疗，但应注意患者伴随的其他疾病如高血压、冠心病与糖尿病等的监测。

表 3-4　CHC 抗病毒治疗的禁忌证

绝对禁忌证	相对禁忌证
肝功能 Child-Pugh 分级 C 级；	肝功能 Child-Pugh 分级 B 级；
妊娠；	甲状腺疾病；
未控制的抑郁性精神疾病；	接受器官移植；
并存的严重躯体疾病，如严重的高血压、心功能衰竭、冠状动脉粥样硬化性心脏病等；	现已控制的精神疾病。
未控制的自身免疫性疾病；	
对抗病毒治疗药物过敏；	
患者粒细胞计数、血小板计数与血色素水平不能耐受抗病毒治疗。	

（三）初治患者抗病毒治疗方案

初治 CHC 患者的抗病毒治疗方案见表 3-5 和表 3-6。HCV 基因型是影响 CHC 患者抗病毒治疗应答的重要因素，不同基因型患者治疗疗程与方案不同，基因 2/3 型患者可较其他基因型患者减少药物剂量并缩短疗程，在患者开始抗病毒治疗前，应尽可能检测 HCV 基因型。

多项大型临床研究均表明，Peg-IFN 联合 RBV 的方案疗效优于普通 IFN 联合 RBV 方案。目前 Peg-IFN 联合 RBV 的方案是 CHC 抗病毒治疗的"标准方案"。在条件允许的情况下，应推荐患者采用 Peg-IFN 联合 RBV 的方案治疗，尤其是对于基因 1 型和（或）基线 HCV RNA 高载量（HCV RNA$>6\times10^5$ IU/mL）的患者。

表 3-5　基因 2 与 3 型初治方案

IFN 种类与用法	RBV 用法	疗程
Peg-IFNα-2a 180μg，每周 1 次皮下注射，或 Peg-IFNα-2b 1.5μg/kg，每周 1 次皮下注射，或普通 IFN 3～5MU 隔日 1 次皮下注射	联合 RBV 800mg/d	24 周

表 3-6 基因 1 型及 4~6 型初治方案

IFN 种类与用法	RBV 用法	疗程
Peg-IFNα-2a 180μg，每周 1 次皮下注射，或 Peg-IFNα-2b 1.5μg/kg，每周 1 次皮下注射，或普通 IFN 3~5MU 隔日 1 次皮下注射	联合 RBV 1000mg/d（体重＜75kg）/1200mg/d（体重＞75kg），或 10.6~13mg/(kg·d)	48 周

（四）抗病毒治疗的监测与随访

1. 基线检测指标 患者在开始抗病毒治疗前，应对患者进行系统评估，评估指标包括 HCV RNA 载量、肝功能、血常规、尿常规、肾功能、自身免疫性指标、甲状腺功能、血糖与血压等；另外应对患者精神状态进行评估。

2. 治疗监测与停药随访指标 ①HCV RNA：患者在抗病毒治疗开始后，应在第 4 周结束时评估 RVR，第 12 周结束时评估 EVR，此后每隔 12 周检测一次 HCV RNA，直至治疗结束。治疗结束后应每 12~24 周检测 HCV RNA。②肝功能：治疗过程中应每隔 8~12 周监测一次肝功能指标，停药后应每隔 12~24 周检测肝功能。③血常规：在抗病毒治疗第 1 个月应每周监测 1 次血常规，此后应每个月检查一次至 6 个月，然后每 3 个月检查 1 次至治疗结束。④其他指标的监测：患者应在治疗中每 12~24 周监测甲状腺功能与自身抗体。另外，患者每次随访均应评估精神状态。

不同患者对抗病毒治疗反应不同，上述指标的监测间期，尤其是血常规与肝功能等，应根据患者个体情况适当调整。

（五）抗病毒治疗的疗效预测因素与方案调整

影响抗病毒疗效的基线指标很多，其中患者基因型与基线 HCV RNA 载量是目前最重要的两个预测指标。其他指标还包括性别、年龄、体重、有无胰岛素抵抗以及肝组织学肝脂肪病变与纤维化程度、是否酗酒以及是否使用静脉毒品等。这些预测指标有助于临床医生与患者对于可能的治疗结局有充分的认知；也可作为个体化治疗方案的依据。如对于基因 1 型、HCV RNA 高载量和（或）高体重的患者，应更加倾向于推荐 Peg-IFN 联合 RBV 治疗；在经验丰富的专业医师指导下，与患者充分沟通，根据患者治疗病毒应答与耐受情况在标准疗程的基础上适当延长患者疗程、调整 RBV 和（或）IFN 的剂量。

根据患者治疗过程中病毒学应答情况来预测患者的疗效并相应调整治疗方案，即所谓的应答指导治疗，成为抗病毒治疗的研究热点。目前对 SVR 预测价值最高的病毒学应答预测指标为 RVR 和 EVR（包括 cEVR 与 pEVR）。

IFN 抗 HCV 治疗的前 4 周可分为两个时相，治疗的 24~48h 为快速时相,此阶段 IFN 阻断病毒产生和释放,并清除血液中病毒,并且疗效呈剂量依赖性;第 3~28 天为第二时相,此阶段由 IFN 促进机体免疫发挥作用,清除病毒感染细胞。因此,治疗 4 周,HCV RNA 低于检测下限在一定程度上可反映机体具有较强的清除 HCV 感染能力,这也奠定了以 RVR 预测患者最终 SVR 的理论基础。同时这也提示在患者初始治疗时应尽可能采用足量的 IFN 联合 RBV 进行治疗。临床研究证实,RVR 对于患者 SVR 具有强预测作用,且其预测意义不受患者 HCV 基因型影响。在获得 RVR 的患者中,有 89% 基因 1 型患者、70%~95% 基因 2/3 型患者与 86% 基因 4 型患者达到 SVR。基于 RVR 对于 SVR 的预测价值,有研究建议将基因 1 与 4 型获得 RVR 的患者疗程缩短为 24 周,或将基因 2 与 3 型患者的疗程缩短为 16~18 周。但考虑到相关研究结果尚存在争议,且尚无基于我国患者人群的研究数据,有专家建议除非患者不能耐受标准疗程的治疗,应慎重对待缩短 RVR 患者疗程的做法。

EVR 对于 SVR 具有较高阴性预测值。对于未达到 cEVR 但在治疗 24 周前实现 HCV RNA 低于检测下限的患者,多项研究均表明此类患者延长 24 周疗程可显著提高 SVR 率。因此,治疗 12 周与 24 周期间实现 HCV RNA 低于检测下限的基因 1 与 4 型患者,可考虑延长疗程至 72 周;而基因 2 与 3 型患者可延长疗程至 48 周。

（六）治疗无应答或复发患者的再治疗

HCV 抗病毒治疗无应答或复发患者,确定再治疗方案前应首先充分了解既往抗病毒治疗情况,分析导致无应答或复发的可能原因,包括所应用药物的类型、药物剂量以及减量情况、给药途径、疗程及治疗期间的病毒应答情况;同时要了解患者的治疗依从情况;患者是否酗酒和静脉吸毒等。

初次单用 IFN α 治疗后复发或无应答的患者,可采用 Peg-IFN 或普通 IFN α 联合 RBV 的参考方案再次治疗;初次应用普通 IFN 联合 RBV 无应答或复发的患者,可使用 Peg-IFN 联合 RBV 的参考方案进行治疗。采用 Peg-IFN 联合 RBV 的标准方案治疗无应答的患者再次应用相同方案治疗,仅有 <5% 患者可获得 SVR,且对于此类患者尚无统一意见表明更换 IFN 种类有效;Peg-IFN 联合 RBV 的标准方案治疗后复发的患者,再治疗的疗效优于无应答患者,但尚无充分证据表明重复以前治疗方案可显著改善患者 SVR 率。因此,此类患者应当在更换治疗方案后按照病毒学应答情况进行个体化治疗。

（七）特殊患者人群的治疗

1. 丙型肝炎肝硬化患者的抗病毒治疗　有效的抗病毒治疗可改善肝硬化患者生存率,虽然丙型肝炎肝硬化患者抗病毒治疗 SVR 率低于无肝硬化患者,对符合治疗指征的患者仍应考虑抗病毒治疗。

丙型肝炎肝硬化患者抗病毒治疗指征主要根据肝功能代偿情况进行区分:Child-Pugh 评分 A 级者强烈推荐治疗,Child-Pugh 评分 B 级患者选择患者治疗,而 Child-Pugh 评分 C 级患者不推荐治疗。患者肝功能代偿情况处于动态变化过程,评分差的患者经过治疗后可得到一定程度的改善,对未达到评分要求的患者可先积极改善肝功能治疗,再进行抗病毒治疗。

肝硬化患者常伴有外周血白细胞计数或血小板计数下降,在治疗初始往往不能接受足量的抗病毒治疗剂量,此类患者可考虑在密切观察的情况下自小剂量开始,逐渐加量,直至达到临床能耐受的抗病毒治疗剂量,也可考虑由普通 IFN 逐渐过渡到 Peg-IFN,以尽可能完成治疗疗程。

2. 肝移植后丙型肝炎复发者的抗病毒治疗　肝移植前未进行有效抗病毒治疗的 CHC 患者,移植后丙型肝炎 5 年复发率为 90%,因复发导致移植失败的比率为 25%～30%。对此最有效的预防手段是在移植前进行抗病毒治疗将血液中的 HCV RNA 降至最低。肝移植前未能有效抗 HCV 治疗的患者,在肝移植后应密切观察,如出现 HCV RNA 阳性,伴有不能以其他原因解释的 ALT 持续升高或肝活检显示移植肝出现显著纤维化,应考虑抗病毒治疗。但由于肝移植后患者多同时应用高剂量的免疫抑制剂;全血或部分血细胞水平下降以及存在肾功能损伤等问题,仅有 40%～60%患者可耐受抗病毒治疗。另外,抗病毒治疗还可增加移植排斥的风险,因此,此类患者抗病毒治疗应在有丰富经验的肝移植专业与肝病内科专业医师的共同指导、监督下进行。患者抗病毒治疗方案应优先选择 Peg-IFN,再根据患者耐受情况加用或不加用 RBV。治疗剂量应当从小剂量开始,无严重不良反应时逐渐增加剂量;即便如此,应密切监测并及时处理抗病毒治疗的不良反应;密切关注患者是否存在移植排斥反应的迹象,一旦发现应及时停药。

3. CHC 合并肾脏疾病患者的治疗　CHC 合并肾脏疾病患者的治疗主要包括两种情况:①HCV 感染引起的肾脏损害,最常见的是冷球蛋白血症相关肾小球肾炎。②CHC 合并慢性肾脏疾病患者的抗病毒治疗。

冷球蛋白血症是一种全身性疾病,在肾脏主要表现为冷球蛋白血症相关肾小球肾炎。抗病毒治疗是 HCV 感染继发的冷球蛋白血症唯一有效治疗,有效的抗病毒治疗可使冷球蛋白血症消失,肾脏损害也可有效缓解,因此,该类患者存在抗病毒治疗的必要性。但由于 IFN 本身有可能加重患者肾脏内血管炎病变,并导致肾功能恶化;目前此类患者的治疗指征为存在明显的冷球蛋白血症症状、轻到中度蛋白尿并且肾功能损害进展缓慢的患者。治疗方案选择 IFN 联合 RBV 治疗,自小剂量开始,无严重不良反应时逐渐增加剂量,并密切关注患者肾功能改变。

CHC 合并肾脏疾病患者的抗病毒治疗至少需要注意三点：①抗病毒治疗初始时应详细评估患者肾脏损害的基础疾病，如原发性高血压、糖尿病等是否已得到控制，并明确是否存在治疗禁忌证。②由于 IFN 和 RBV 均经过肾脏代谢，应根据患者肾小球滤过率（glomerular filtration rate，GFR）情况决定患者是否可以治疗以及治疗剂量的调整。③慢性肾病患者一般情况往往较差，存在不同程度的肾性贫血，相当比率患者不能完成疗程，治疗后复发率较高，在开始治疗前应与患者充分沟通，并密切监测不良反应。

CHC 合并肾脏疾病患者的抗病毒治疗药物选择方案与疗程可参考一般 CHC 患者，但应根据患者 GFR 来调整药物剂量，剂量调整方案见表 3-7。患者治疗应在经验丰富的肝病医生指导下进行，对于 GFR＜60ml/（min·1.73m^2）的患者，需从小剂量开始应用，逐渐加量。需血液透析的患者，开始抗病毒治疗应更加谨慎，需要与经验丰富的肾脏病医生密切配合，根据患者血液透析的类型与频率来调整治疗方案。

表 3-7　慢性肾脏疾病患者抗-HCV 治疗药物剂量调整方案

分期	名称	GFR[ml/（min·1.73m^2）]	推荐方案
1	GFR 正常或升高	≥90	A
2	GFR 轻度下降	60～90	A
3	GFR 中度下降	30～59	B
4	GFR 显著下降	15～29	B
5	肾衰竭	＜15	B
5D	血液透析或经腹膜透析患者		C

注：A 方案，即与一般 CHC 患者抗病毒治疗方案相同；B 方案，Peg-IFNα-2b 每周 1μg/kg；Peg-IFNα-2a 135μg/w；普通 IFN 300 万单位隔日一次，三种 IFN 任选一种，联合 RBV 200～800mg/d；C 方案，Peg-IFNα-2b 每周 1μg/kg；Peg-IFNα-2a 135μg/w；普通 IFN 300 万单位隔日一次，三种 IFN 任选一种，根据患者耐受情况选择加用 RBV，血透患者用药剂量与频率需根据患者透析情况调整。

4. 儿童患者的治疗：年龄＞2 岁的儿童 CHC 患者，如 HCV RNA 阳性应考虑抗病毒治疗。抗病毒应采用 IFN 联合 RBV 的方案。其中普通 IFN 已在我国被批准用于儿童患者治疗，初始治疗可给予 3～6MIU/m^2 体表面积，皮下注射，每周 3 次；联合利巴韦林 15mg/（kg·d）。近期研究表明，Peg-IFNα-2a/2b 联合 RBV 治疗儿童患者的 SVR 率高于 50%。其中 Peg-IFNα-2b 已被美国食品药品监督管理局批准用于儿童 CHC 患者治疗,剂量为每周 $60\mu g/m^2$,联合利巴韦林 $15mg/(kg \cdot d)$。现有证据表明对于儿童患者治疗疗程为 48 周,尚无证据支持在基因 2 或 3 型患者缩短疗程至 24 周。

5. CHC 合并糖尿病患者的抗病毒治疗:2 型糖尿病是 CHC 常见并发症之一。相关研究已表明慢性 HCV 感染是诱发 2 型糖尿病的原因之一。CHC 合并糖尿病患者,如 HCV RNA 阳性,亦需要抗病毒治疗且治疗方案与普通 CHC 患者相同。但是相当比率的 CHC 合并糖尿病患者存在肝硬化,而且 IFN 治疗会影响血糖的代谢,因此,对此类患者的抗病毒治疗需要格外慎重。

IFN 可诱发部分有糖尿病倾向或隐性糖尿病的患者进展为临床糖尿病;或使糖尿病病情加重甚至诱发糖尿病酮症酸中毒。另外,部分 CHC 合并糖尿病患者可测出抗谷氨酸脱羧酶抗体与胰岛细胞自身抗体等。因此,在进行 IFN 治疗前,应给 CHC 患者进行糖耐量检测,调查有无糖尿病家族史,对患者的糖尿病易患性进行评估,以便糖尿病的防治。对血糖控制不满意的患者,建议先将血糖控制在较满意的水平,再考虑抗病毒治疗。

失代偿期肝硬化合并糖尿病患者原则上禁用 IFN。代偿期肝硬化合并糖尿病患者应慎用 IFN,应根据其肝病和糖尿病病情的严重程度来酌情考虑 IFN 初始剂量。建议从小剂量开始,在密切观察的情况下逐渐增加剂量,达到临床能耐受的抗病毒治疗剂量,尽可能完成治疗疗程。对只能接受小剂量 IFN 治疗的患者可以适当延长疗程,以期获得较满意的疗效。肝功能损害较轻、血糖控制满意的患者,可使用常规剂量的 IFN 治疗,但必须严密监测患者的肝功能、血糖的变化和不良反应,随时减少剂量或停用 IFN,调整治疗方案。

(八) 抗病毒治疗常见的不良反应及临床处理

丙型肝炎抗病毒治疗的常见不良反应主要有流感样症状、一过性骨髓抑制、血色素降低、体重减轻、脱发、自身抗体生成与精神异常等。不良反应可降低患者的生活质量,降低患者对治疗的依从性。因此,药物不良反应的处理对达到治疗目标具有重要意义。常见需临床处理的不良反应为流感样症状、一过性骨髓抑制、贫血、精神异常与自身免疫异常等。

1. 流感样症状　包括发热、寒战、头痛、肌肉酸痛与乏力等,多在治疗初期比较显著,随疗程进展,大部分患者可逐渐减轻或消失。为尽可能减少此不良反应对患者的生活影响,可选择在睡前应用 IFN,另外可考虑给予患者非甾体类解热镇痛药物。

2. 一过性骨髓抑制　IFN 对骨髓的一过性抑制作用主要表现为白细胞

与血小板降低,其中以中性粒细胞降低更为常见。当中性粒细胞绝对计数>0.75×10⁹/L 时,可考虑口服升白细胞药物或使用粒细胞集落刺激因子或粒-单细胞集落刺激因子等。当中性粒细胞绝对计数<0.75×10⁹/L 时需要降低药物剂量,而<0.5×10⁹/L 时需要停药。

一般而言,当血小板计数<50×10⁹/L 时应考虑降低 IFN 剂量,也可考虑应用白细胞介素 11、重组人血小板生成素等治疗。当血小板计数<30×10⁹/L 时,应考虑停药。要将患者血小板计数与患者出血相关临床表现结合分析。应注意排除 IFN 诱发的免疫性血小板减少症,一旦出现血小板快速下降,应立即停药。

抗病毒治疗的疗效与 IFN 剂量和疗程密切相关。因此,对于 IFN 引起的骨髓抑制不良反应,应密切监测,及时处理,尽量避免 IFN 减量或停药,尤其是在患者血清 HCV RNA 阴转之前,从而将药物减量对疗效的影响降至最低。

3. RBV 引起贫血的处理 IFN 联合 RBV 抗病毒治疗中约有 1/3 患者出现不同程度的贫血,主要原因为 RBV 引起的红细胞破坏增加。RBV 用量对患者能否获得 SVR 具有重要意义,应尽可能保证患者足量完成疗程。血红蛋白的减低可使用促红细胞生成素,特别是对曾进行治疗但因停止 RBV 使用而失败者。在积极的对症治疗无效的情况下,当血红蛋白下降到 100~80g/L 时,需减少 RBV 剂量,每次减量可以 200mg/d 的幅度递减。当血红蛋白低于 80g/L 时则需要停用 RBV。要避免过早和过度减量,从而将药物减量对抗病毒疗效的影响降至最低。

4. 精神异常的处理 抗病毒治疗相关的精神异常包括抑郁、易激惹、自杀倾向、躁狂等。患者精神异常会影响治疗依从性甚至危及生命,在起始治疗时应对患者充分评估,并在随访中密切监测。精神异常尤其是抑郁的处理过程中,肝病医师应注意与精神科医师的密切合作,请精神科医师对患者精神状况做客观专业的评估,同时尽可能用药改善患者症状以完成治疗疗程,但应注意所应用药物与抗病毒药物的相互作用以及药物对患者肝功能的影响。

5. 自身免疫异常的处理 IFN 治疗可加重患者既往存在的自身免疫性疾病。如患者治疗前存在未控制的自身免疫疾病,不应进行抗病毒治疗。CHC 本身可诱导产生自身抗体如抗核抗体等,需要与 CHC 合并自身免疫性肝炎相区分,鉴别需要参照自身免疫性肝炎的诊断标准,必要时结合肝脏活检;对于前者,可以考虑抗病毒治疗。另外 IFN 治疗可诱导机体产生多种自身抗体,但仅在少数患者表现为临床疾病如自身免疫性甲状腺炎等,对于严重的患者应考虑停药。

第四节　肝衰竭的早期诊断及治疗

一、肝衰竭的概念

肝衰竭是指多种因素导致的严重肝脏功能障碍,导致其合成、解毒、排泄、生物转化等功能严重障碍或失代偿,出现以凝血机制障碍、黄疸、肝性脑病和腹水等为主要表现的一组临床症状。病因包括肝炎病毒、药物、酒精和其他肝毒性物质、缺血缺氧和自身免疫因素等。根据临床特征将肝衰竭分为急性肝衰竭、亚急性肝衰竭、慢加急性肝衰竭和慢性肝衰竭。

二、重型肝炎与肝衰竭的异同

重型肝炎是我国一直应用描述严重肝脏损害的医学术语,是严重肝病的临床类型,可引起肝衰竭甚至危及生命。主要针对病毒性肝炎而言,词义直观上似乎更强调炎症程度、不能很好地体现器官功能丧失。重型肝炎的概念基本包含了肝脏功能的急性和亚急性衰竭,而不能概括肝功能的慢性衰竭。并且,用重症肝炎来描述药物、酒精、缺血缺氧和自身免疫等因素导致的严重肝功能障碍,就显得不太妥当。而国际上多采用肝衰竭这一概念,能够较好地反映严重肝功能障碍的全貌,为了便于国际交流,2006 年由中华医学会感染病学分会和肝病学分会制定了我国第一部《肝衰竭诊疗指南》,2012 年再次更新,目前基本不再应用重型肝炎的概念。

三、肝功能衰竭的分类和定义

急性肝衰竭是无基础肝病史的患者,急性起病,在病程 2 周内出现 Ⅱ 度以上肝性脑病为特征的肝衰竭表现。亚急性肝衰竭是指无基础肝病史,急性起病,在 2～26 周内出现肝功能衰竭的表现。慢加急性肝衰竭是指在慢性肝病的基础上,出现急性(通常在 4 周内)肝功能失代偿的临床表现。慢性肝衰竭是指在肝硬化基础上,出现肝功能进行性减退,引起以反复的腹水和肝性脑病为主要特征的慢性肝功能失代偿状态。

四、肝衰竭的临床表现

肝衰竭体现在肝脏合成、解毒、排泄、生物转化等功能的多个方面,对全身造成严重影响。主要表现如下:

1. 严重的消化道表现　食欲明显减退,频繁的恶心、呕吐和呃逆。肝区不适或隐痛，明显腹胀，肠鸣音明显减少或消失，病程 2 周以上可出现腹水。

2. 重度黄疸　尿黄如浓茶色，皮肤和巩膜出现黄疸并快速加深。血清总胆红素往往每日上升大于 17.1μmol/L，迅速升至 171μmol/L 以上。相反，此时转氨酶不升高，反而有所下降，称为"酶胆分离"。

3. 高度乏力　体力明显下降，重度疲乏，甚至不能起床和进行日常活动，如刷牙、洗脸和如厕等。

4. 出血倾向　齿龈自发性出血、鼻出血，皮肤瘀斑（尤其是注射部位和受压部位），少数患者有黑便、阴道出血和血尿。

5. 神经精神症状　出现反应迟钝、计算力下降、睡眠倒错、嗜睡、躁动或行为异常等，严重者出现昏迷。

6. 体征　肝界进行性缩小，闻到肝臭味，心率过快，出现扑翼样震颤，肌张力增高和锥体束征阳性。急性肝衰竭可出现高热，亚急性肝衰竭、慢加急性肝衰竭和慢性肝衰竭可以看到肝掌、蜘蛛痣、下肢水肿和腹水等体征。

五、肝衰竭的实验室异常表现

1. 血液生化　初期转氨酶和胆红素明显升高，随着病情进展，胆红素快速上升，而转氨酶不升或反而逐渐下降，称为"酶胆分离现象"。胆碱酯酶、白蛋白、胆固醇酯、血糖等可出现明显降低。

2. 凝血功能　凝血酶原时间显著延长，凝血酶原活动度小于 40%，纤维蛋白原降低。凝血酶原活动度下降是肝衰竭较为敏感的指标，其降低往往在出现明显症状和黄疸之前。

3. 血常规　白细胞正常或显著升高，中性粒细胞比例升高，慢性肝衰竭或出现 DIC 患者血小板可显著下降。有明显出血的患者可出现贫血。

4. 其他　血氨升高，尤其是在慢加急性肝衰竭和慢性肝衰竭。血氨基酸测定，支链氨基酸与芳香氨基酸比例失调。

六、肝衰竭的早期诊断

肝衰竭的早期表现可以概括为"三高一低"，即高度的消化道症状（包括食纳明显减少、高度腹胀等）、高度乏力、高度黄疸和低凝血症（出血倾向）。强调对患者症状和体征的观察，消化道症状和高度乏力的出现具有重要的预警作用。凝血酶原活动度显著下降是敏感的早期警示指标，胆红素升高往往其后才表现出来。

七、肝衰竭的治疗原则

肝衰竭属于内科危重急症,临床症状复杂,病情变化快,病死率极高,需要在专科医院进行积极监护治疗。早期诊断和早期正确的处置有利于提高生存率。肝衰竭的救治的基本原则如下:

(一)严密监护和对症支持

对于肝衰竭或者有肝衰竭倾向的患者,应设立专人进行看护,重点观察患者的精神神经症状和生命体征变化,建立可靠的静脉通路。对于神志异常的患者,要注意防止误吸的发生。肝衰竭救治对医院的软硬件要求较高,应尽早转诊至具有肝衰竭监护经验的中心。

(二)病因治疗

肝衰竭的病因多种多样,在未明确病因之前,不宜贸然进行病因治疗。乙肝病毒引起的各类肝衰竭,如果 HBV DNA 阳性均可考虑应用核苷类抗病毒药物如拉米夫定、恩替卡韦和替比夫定治疗,对于有病毒变异风险的患者应考虑联合阿德福韦酯和替诺福韦酯。疱疹病毒属所致的肝衰竭可以使用阿昔洛韦或更昔洛韦治疗。干扰素禁忌用于肝衰竭的治疗。其他病毒引起的肝衰竭目前尚无合适的抗病毒药物。

(三)免疫调控治疗

肝炎病毒是我国肝衰竭的常见原因,发病机制中均涉及免疫发病机制,调节机体的免疫状况是肝衰竭治疗的一个理论点,目前主要涉及胸腺肽类药物和糖皮质激素的应用问题。糖皮质激素(作为一种免疫抑制剂)对肝炎病毒所致的肝衰竭治疗弊多利少,不建议应用。胸腺肽类药物可以调节肝衰竭的免疫功能,降低机会感染的发生,可安全应用肝炎病毒所致的肝衰竭患者。

(四)保肝和抗炎治疗

甘草酸制剂具有保护肝细胞膜和抗炎作用,广泛应用与肝衰竭的治疗。促肝细胞再生因子能促进肝细胞合成,有利于肝细胞再生。前列腺素 E1 具有减轻肝脏炎症,改善肝脏微循环等作用。但上述药物在救治肝衰竭中的作用尚无肯定的循证医学证据,可以酌情使用。

(五)防治肝性脑病

1. 减少氨的产生　消化道内产生大量氨是肝昏迷的重要机制,食用大量蛋白质、消化道出血和便秘,都是血氨升高的常见原因。因此,肝衰竭患者应给予肠道微生态制剂、服用乳果糖或乳果糖灌肠,可以减少肠道细菌的繁殖,减少肠道产氨,起到治疗和预防肝性脑病的作用。

2. 促进氨的代谢　谷氨酸盐只能暂时降低血氨,不能改善脑组织氨浓度,且可引起代谢性碱中毒,可加重肝性脑病,目前已不用谷氨酸盐治疗肝性脑病。盐酸精氨酸和 L-鸟氨酸-L-门冬氨酸可参与并直接促进尿素循环,并促进氨甲酰磷酸合成酶的合成及谷氨酰胺合成,增加了肝脏的解毒功能,显著降低血氨,降低脑水肿,可用于肝性脑病的治疗。

3. 调节支/芳比例失调　芳香氨基酸明显增高,而支链氨基酸变化较少,引起支/芳比值降低,是肝性脑病发病机制之一。静脉输注支链氨基酸对肝性脑病具有明显的改善作用。

4. 防治脑水肿　脑水肿时急性肝衰竭发生神志异常的常见原因,其他肝性脑病患者中也不同程度存在脑水肿。常用 20%甘露醇作为脱水剂,甘露醇的剂量为 0.5~1g/kg,于20~30min 滴完,每 4~8h 1 次。轻度脑水肿者也可使用甘油果糖,2h 输完,每 12h 1 次。

5. 镇静剂和气道保护　对于躁动不能安全进行治疗,或者因肝性脑病出现癫痫症状者,应给予镇静剂。对于 3 度以上肝性脑病或气道不能保护者,应尽早进行气管插管。

（六）出血的防治

出血是肝衰竭常见表现,应重视防治。

1. 凝血因子的补充　大多数凝血因子的半衰期较短,通常只有数小时,冷冻下可保持较长时间,故应选用新鲜冷冻血浆,库存血浆补充凝血因子作用较差。凝血酶原复合物又称多价凝血因子(简称 PPSB),含有 Ⅱ、Ⅴ、Ⅶ、Ⅸ 四种凝血因子。因为凝血因子半衰期短,预防性给予往往不能起到作用,因此,对于没有活动性出血者,一般不预防性补充。

2. H2 受体拮抗剂或质子泵抑制剂:可预防胃肠黏膜因胃酸过多而发生糜烂出血,西咪替丁每次 0.2~0.4g,每日 3 次,也可用雷尼替丁 0.15g,每日 1 次;或奥美拉唑每日20~40mg。

3. 降低门脉压力:存在门脉高压出血者,给予生长抑素类、特利加压素进行治疗,并考虑内镜下止血治疗。

（七）防治肝肾综合征

肝肾综合征是肝衰竭后期严重并发症。注意在治疗过程中保持有效血容量,补充白蛋白,避免肾毒性药物。一旦出现,可给予去甲肾上腺素持续静脉泵入或者特利加压素治疗。多巴胺输注对于预防和治疗肝肾综合征无效。

（八）感染的防治

有细菌感染征象时,选用无肝肾毒性的抗生素,如氨苄青霉素或头孢菌素治疗,并根据效果和细菌学结果进行调整。有真菌感染者,可给予氟康唑、伏立康唑或卡泊芬净治疗。

（九）人工肝的应用

人工肝支持是利用一系列血液净化方法,来清除肝衰竭的致病物质或毒素,从而部分地替代肝脏的功能,为肝细胞再生和肝脏移植创造条件。治疗方法包括血浆置换、血液灌流、血液滤过、分子吸附再循环,以及以肝脏细胞为基础的生物人工肝。可以作为肝脏移植前的桥梁,而单独应用治疗肝衰竭尚存在争议。

(十) 肝移植

肝移植是治疗肝衰竭最有效的方法,1 年存活率在 80% 以上。目前肝移植技术已经十分成熟,国内大部分省份均可常规开展。所有肝衰竭患者均应作好肝移植的准备,并进行积极的内科和人工肝支持治疗,一旦内科治疗无效应果断进行肝脏移植。但肝移植费用昂贵,并且肝脏供体匮乏,严重制约其临床应用。

第四章 肝炎肝硬化及其并发症的诊断和治疗

第一节 肝炎肝硬化的临床特点与诊断

肝炎肝硬化是一种常见的由不同原因引起的慢性、进行性、弥漫性肝病，是慢性肝病的后期阶段，是长期肝细胞坏死后继发肝纤维化的结果。其病理特点为广泛的肝细胞变性和坏死，纤维组织弥漫性增生，并有再生小结节形成及正常肝小叶结构和血管解剖的破坏，导致肝脏逐渐变形、变硬而成为肝硬化。临床上早期可无症状，后期可出现肝功能减退、门脉高压和多系统受累的各种表现。它分为肝功能代偿期和肝功能失代偿期两个阶段。在我国导致肝硬化的原因主要是慢性乙型肝炎病毒（hepatitis B virus，HBV）和丙型肝炎病毒（hepatitis C virus，HCV）感染。临床中酒精性肝硬化和自身免疫性肝病相关肝硬化亦不少见，药物性肝损伤导致肝硬化呈上升趋势，血吸虫性肝硬化已经少见，本文主要介绍乙型肝炎和丙型肝炎肝硬化。

一、慢性肝炎与肝硬化关系及其预后

我国慢性乙肝、肝硬化、肝癌患者的组成和分布，就好像一个金字塔，塔的底层为慢性乙肝病毒携带者，人数最多，大约有 9300 万；塔的第二层为慢性乙肝患者，大约有 3000 万左右；塔的第三层为肝硬化患者，大约为 500 万左右；塔顶部为肝癌患者，大约 50 万左右，在我国人群流行病学调查研究发现，约 70％肝硬化病人乙型肝炎病毒表面抗原阳性，82％的病人以前有过乙型肝炎病毒感染。

（一）慢性乙型肝炎与肝硬化的关系

在我国，慢性乙肝是肝硬化的主要病因，约 10％～15％慢性乙型肝炎患者可能在 5～10 年内发展为肝炎肝硬化。抗病毒治疗是慢性乙肝治疗的关键。正确的抗病毒治疗可有效的控制慢性肝炎的病程进展，从而防止和减少肝硬化的发生，抗病毒治疗对乙肝肝硬化病人延缓病情进展同样是有效的。

（二）慢性丙型肝炎和肝硬化关系

持续的 HCV 感染可导致肝硬化和肝癌，感染 10 年和 20 年的肝硬化发生率分别为 9.2％和 15.9％，发生代偿期肝硬化的 10 年生存率为 80％，但一旦发生失代偿期肝硬化则每年死亡率为 13％。HCV 相关肝癌每年的发生率为 1.4％～1.9％，一旦发生癌变则每年的死亡率为 86％。因此，对于 HCV 的慢性感染应早期干预，预防肝硬化和肝癌的发生。而早期干预最有效的方法是尽快进行抗病毒治疗。值得注意的是慢性 HCV 感染大多病情隐匿，肝功能检查正常，这就使很多病人不能及时被发现而延误病情，因此，定期体检非常重要，尤其是高危病人要注意检查抗-HCV。

（三）肝硬化的预后

肝硬化的预后与病毒复制程度、肝功能的代偿状态和有无严重并发症密切相关。代偿期肝硬化病人如果年龄小，病毒复制停止或低复制状态，肝功能基本正常及无门脉高压者，病情可长期稳定，与正常人生活质量无明显差异。一旦进入失代偿期阶段，5 年存活率低于 50％，并发症往往是肝硬化的主要死亡原因。因此，失代偿期的肝硬化患者，应积极治疗预防并发症，延长生命，如有适应证可考虑进行肝移植治疗。

二、肝硬化临床特点及诊断

慢性乙型和丙型肝炎进展至肝硬化，大多病情迁延，病程经过缓慢。有些病人无急性肝炎或慢性肝炎病史，初次发病即已经进展至肝硬化阶段。根据肝脏储备功能，又将肝硬化分为肝功能代偿期和失代偿期两个阶段。根据肝脏炎症程度，又可分为静止性和活动性两种状态。

肝硬化诊断主要依据病史、临床特点及辅助检查综合评估。

（一）病史

大部分患者既往有慢性乙肝或丙型肝炎病史，也有些患者不知道既往有无乙肝或丙肝病毒感染，但追问家族中有乙肝家族史；还有些患者一发现既为肝硬化，对既往有无肝病不清楚。

（二）临床特点

1. 代偿期肝硬化静止性　患者无特异性症状，多存在某些消化不良的表现，肝、脾可轻度肿大；可有毛细血管扩张和蜘蛛痣、肝掌；肝脏触诊质地坚硬，边缘较薄，表面尚平滑。肝功能检查 ALT、AST、TBil 正常或轻度异常。

2. 代偿期肝硬化活动性　患者因病毒复制活跃，肝功能指标 ALT、AST、TBil 明显异常，临床可出现与慢性肝炎相似的乏力、纳差、黄疸等症状，可有轻度的门静脉高压征。

3. 失代偿期肝硬化静止性　仅有肝功能减退表现，如乏力、厌食、腹胀、上腹部不适和/或隐痛、恶心、腹泻等消化道症状；大多存在营养障碍表现，如皮肤粗糙、舌炎、口角炎、多发性神经炎、夜盲症、消瘦等；合成障碍的表现，如出血倾向（凝血因子合成减少）、水肿（血浆白蛋白合成减少）、肝性脑病（肝脏不能将氨合成尿素）、低血糖（糖原合成和异生作用功能低下）等；以及门静脉高压症等并发症表现；肝功指标 ALT、AST、TBil 正常。

4. 失代偿期肝硬化活动性　除具备上述静止期的临床表现外，其特点是因为病毒复制活跃、肝脏炎症活动明显，病人一般情况较差，存在消瘦、乏力、纳差、黄疸等。慢性肝病体征明显，如皮肤毛细血管扩张、蜘蛛痣、肝掌、男性乳房发育等。晚期一般触及不到肝脏，如能触及可感到肝表面结节或颗粒状，通常无压痛，但在肝细胞进行性坏死或炎症时则可有轻压痛。存在门静脉高压，可合并多种肝硬化并发症，如消化道出血、腹水、肝性脑病等。肝功指标 ALT、AST、TBil 异常。

（三）辅助检查

1. 影像学检查　彩超表现为肝右叶缩小，左叶和尾叶增大，肝表面不光滑，肝脏呈光点增强，回声不均匀，门脉血流减慢，或呈离肝血流，门脉增宽，脾增大。增强 CT 或 MRI：肝形态改变，各肝叶大小比例失调，左叶和尾叶增大，肝表面可有结节状突起，肝内密度不一，可有结节状改变，肝门增宽和胆囊移位，门脉高压表现包括脾增大，食道胃底静脉曲张，有的患者可有肝脏周围或腹腔腹水表现。

2. 肝脏病理检查　对于怀疑肝硬化者，可行肝活检，病理特征为肝纤维化和再生结节，这种纤维化达到了纤维化分级的 4 级：不但有汇管区及肝小叶周围纤维组织增生，还有小叶内纤维增生，并伴假小叶的形成。可伴有或不伴有活动性，伴活动性时可有肝细胞坏死，以碎屑样坏死多见。

3. 化验检查　生化学检查可表现为血清白蛋白下降，活动性肝硬化可有 ALT、AST 或 TBil 升高，蛋白电泳提示 γ 球蛋白升高。活动性肝硬化患者可有乙肝病毒或丙肝病毒复制活跃。

4. 诊断格式　既往诊断肝硬化一般为"乙型肝炎后肝硬化或丙型肝炎后肝硬化"，但由于肝硬化患者往往同时存在慢性乙型肝炎或丙型肝炎，很难将二者的病变分开，因此，已改为如下书写格式："乙型肝炎肝硬化或丙型肝炎肝硬化"。

三、肝硬化并发症

门脉高压是导致肝硬化并发症的主要原因，代偿期肝硬化仅仅表现为门脉血流减慢，门脉增宽，进一步进展可出现脾脏增大、食道胃底静脉曲张。如果病情不能得到控制，可发展为失代偿期，出现各种并发症，往往使病情加重，严重者可危及生命。常见并发症为腹水、上消化道出血、肝性脑病、感染、肝肾综合征、电解质酸碱平衡紊乱、原发性肝癌和肝肺综合征、肝性脊髓病等。

（一）腹水

最常见，当出现有腹胀、尿量减少、腹围短期内增大、体重增加等症状时提示腹水形成，可应用彩超等影像学检查进一步证实。根据腹水形成的程度，分为三级：1级（轻度），只在超声检查时发现腹水；2级（中度），腹水引起中度腹部对称性膨隆；3级（重度），腹水引起明显的腹部膨隆。腹水进一步发展对利尿剂不敏感或不能耐受利尿剂，则为难治性腹水，此类患者如病情进一步恶化可发展为肝肾综合征。

（二）上消化道出血

也为肝硬化常见的并发症。表现为突然发生大量呕血或黑便，可致失血性休克并可诱发肝性脑病，死亡率高。其中，以门脉高压引起的胃底或食道静脉曲张破裂出血为最多见，其他如出血性、糜烂性胃炎，胃、十二指肠溃疡，贲门黏膜撕裂综合征等也是出血原因之一。诊断主要依赖于胃镜检查。

根据静脉曲张部位和程度，分为轻、中、重度（详见第二章　病毒性肝炎相关检查及临床意义）。

（三）肝性脑病（肝昏迷）

1. 定义　肝性脑病是由急、慢性肝功能衰竭或各种门-体分流引起的、以代谢紊乱为基础的，并排除了其他已知脑病的中枢神经系统功能失调综合征。临床分为三个类型，A型：急性肝功能衰竭相关；B型：门-体旁路相关，患者存在明显的门-体分流，但无肝脏本身的疾病，肝组织学正常。C型：慢性肝病、肝硬化基础上发生的肝性脑病，常常伴门脉高压和（或）门-体分流，是肝性脑病中最为常见的类型。肝硬化患者大多为C型。

2. 肝性脑病的临床表现　大多数肝性脑病患者最早出现的是性格与行为改变，而有些则以睡眠昼夜颠倒为主要表现，随着病情进展智力发生改变，表现为时间、空间辨别感消失，计数困难，随后出现较明显的意识障碍。早期主要通过家人及医护人员仔细观察来发现，扑翼样震颤及数码连接试验也可作为简单判断的方法。

肝性脑病典型的临床表现包括两类：

（1）性格异常和精神错乱：早期可有轻度的性格异常，病情继续进展可有精神恍惚、情绪低沉、讲话缓慢和口齿不清，继而定向力和理解力减退、书写错误、不能完成简单计算及智力测试、睡眠倒错，最后出现木僵、昏迷；也有欣快甚至狂躁再转为抑制状态者。昏迷前常有衣冠不整、哭笑无常、随处便溺或出现妄想、幻觉等。

（2）运动异常：特征性表现是扑翼样震颤和踝阵挛阳性，此外还可出现肌张力增高,腱反射亢进,甚至出现四肢屈曲和面部肌肉抽搐。

(3)诊断:主要根据性格、行为和精神改变,早期表现为性格改变和行为异常,逐渐出现精神改变,继续加重出现神志的异常,直至昏迷,体格检查主要有扑翼样震颤和踝阵挛阳性,化验检查可出现血氨水平的升高。临床根据性格改变、行为异常和精神神志异常程度分为 0～4 期:0 期为无症状期,无行为和性格异常,仅有心理测试和智力测试异常;1 期为前驱期,轻度的行为改变和性格异常;2 期为昏迷前期,以睡眠障碍和精神错乱为主;3 期为昏睡期,以昏睡和精神错乱为主;4 期为昏迷期,神志完全丧失,不能叫醒。

(四)感染

肝硬化患者抵抗力低下,易并发细菌感染,如气管炎、肺炎、胆道感染、自发性腹膜炎及革兰氏阴性杆菌败血症等。

其中自发性细菌性腹膜炎是腹水患者常见的严重并发症,在肝硬化腹水住院患者中发生率为 10%～30%。在所有肝硬化腹水的住院患者中必须进行腹穿筛查自发性腹膜炎。

1. 定义 自发性细菌性腹膜炎是指不存在邻近脏器感染时腹水细菌的感染导致的炎症。发生自发性细菌性腹膜炎后果严重,可诱发一系列其他肝硬化并发症,如肝肾综合征、肝性脑病、上消化道出血等。

2. 诊断 主要根据局部症状和/全身炎症表现及其腹水检查。局部症状包括腹痛、腹部压痛、呕吐、腹泻、肠梗阻;全身炎症表现包括高热或低热、寒战,白细胞计数异常、心动过速和/或呼吸急促。腹水检查可见中性粒细胞计数>250 个/mm^3(0.25×10^9/L)。诊断 SBP 必须排除外科疾病导致的腹腔感染。

(五)肝肾综合征

是最严重并发症,亦是最常见的死亡原因之一。肝硬化合并顽固性腹水持续时间长,或合并感染,以及原有肝病加重等因素,出现少尿、无尿、氮质血症、低血钠、低尿钠、肾功能不全,而尿常规正常,此时要警惕肝肾综合征。发病之初肾脏往往无器质性病变,故而称为功能性肾衰竭,此并发症预后极差。

1. 诊断:参考以下标准:①肝硬化腹水。②肌酐水平$>133\mu mol$/L。③无休克。④无低血容量,定义为停用利尿剂 2 日,并应用白蛋白 1g/kg/d,最大至 100g/d 扩容后仍无肾功能改善。⑤目前或近期未用肾毒性药物史。⑥无肾实质疾病,表现为尿蛋白$<500mg$/d,无镜下血尿(每高倍镜下<50 个红细胞)和肾脏超声改变。(根据国际腹水俱乐部诊断标准)

2. 临床分型:1 型 HRS:其特征为快速进行性肾功能损害(2 周内血肌酐较基线增长$\geq100\%$至大于 2.5mg/dl),大多 1 个月内死亡;2 型 HRS:其特征为稳定或非进行性肾功能损害。

（六）电解质和酸碱平衡紊乱

长期饮食差、能量不足；长期利尿、大量放腹水、呕吐、腹泻、继发性醛固酮及抗利尿激素增多，均可导致低钠血症、低钾血症、低氯血症与代谢性碱中毒，并易诱发肝性脑病。

（七）原发性肝癌

肝硬化和肝癌关系令人瞩目，推测其机理可能是 HBV 和 HCV 诱发的肝细胞损害而继发的增生或不典型增生，以及乙肝病毒 DNA 和肝细胞基因组 DNA 整合和肝硬化病人免疫功能改变等因素有关，特别是乙肝病毒 X 蛋白和丙肝病毒核心蛋白等一些病毒蛋白可激活某些癌基因诱发肝细胞癌变。

（八）其他少见并发症

1. 肝肺综合征（hepatopulmonary syndrome，HPS）　是指由肝功能不全引起的低氧血症及其一系列的病理生理变化和临床表现，主要见于各种原因所致的肝硬化，也可见于重型肝炎和慢性肝炎，临床表现以低氧血症、呼吸困难、杵状指（趾）、蜘蛛痣等症候群为主。

诊断依靠血气分析：$PaO_2 < 70mmHg$，$SaO_2 < 90\%$；直立位和仰卧位时 PaO_2 下降，大于 $10mmHg$；$A\text{-}aPO_2$ 梯度上升 $15\sim20mmHg$。$A\text{-}aPO_2$ 较 PaO_2 更灵敏，可作为 HPS 的主要诊断依据；胸部 X 线、CT 检查：胸部 X 线检查 HPS 无特异性，X 线胸片可见到在肺内网结节阴影、盘状肺不张、肺水肿、肺充血、胸腔积液。胸部 CT 可显示肺血管杵状扩张或蜂窝状改变。必要时可做肺血管造影或放射性核素检查。

2. 肝性脊髓病　肝性脊髓病是肝脏疾病晚期罕见的神经系统并发症，其突出特点是脊髓锥体束的脱髓鞘病变，主要表现为缓慢进行性痉挛性截瘫，多见于门脉高压症手术或自然形成门体循环分流的肝硬化患者。

临床特征有：①运动障碍：双下肢无力、走路不稳、肌力减退、肌力Ⅲ～Ⅳ级、肌张力增高，主要是双下肢痉挛强直。②反射异常：腱反射亢进，常有阵挛，病理反射阳性。③感觉正常：肢体感觉一般正常，无明显的病损感觉水平，完全截瘫少见，痛触觉正常。④括约肌功能正常，一般无大、小便失禁。

肝性脊髓病的诊断标准：①慢性肝病史，自然侧支循环形成或门-体静脉分流术史。②进行性痉挛性截瘫，但无明显肌萎缩及浅感觉障碍。③反复发作或一过性肝性脑病表现。④肝功能异常；脑脊液正常；血清铜蓝蛋白正常；无角膜色素环。⑤排除其他原因所致的脊髓病变。

第二节　肝炎肝硬化及其并发症的治疗

在我国，肝硬化的病因大多为乙型和丙型肝炎病毒感染，治疗无特效药物,关键在于早期预防、早期诊断治疗,抗病毒治疗可控制病情发展,对慢性肝炎病人预防肝硬化的发生具有重要意义。肝硬化诊断明确后要针对两个方面的治疗,一是积极病因治疗,及时抗病毒治疗,可以使病情控制或缓解并延长其代偿阶段;其次为保护肝功能、防治并发症。但仍有患者病情持续恶化,进展至失代偿期,且出现肝功能衰竭和难以控制的并发症,此时可进行评估是否采取肝移植治疗。

一、肝硬化的治疗

(一)一般治疗

1. 休息 代偿期患者可适当活动,肝功能正常者可参加轻体力或脑力工作;失代偿活动期患者应注意休息,病情较重者以卧床休息为主。

2. 饮食 肝功能损害重或有肝性脑病先兆(如反应略显迟钝)时,应限制或禁食蛋白质;有腹水时应低盐或无盐饮食,同时禁酒及避免进食粗糙、坚硬食物,禁用损伤肝脏的药物。主要营养成分如下:

(1)蛋白质:肝硬化病人的蛋白质应以优质的动植物蛋白为主,植物蛋白以豆制品为好,动物蛋白以鸡蛋、鱼类为主。无肝性脑病表现时,应根据体重按1克/千克体重/日供给。对于血浆白蛋白过低的腹水患者,可按1～2克/千克体重/日给予蛋白质。对于伴有肝昏迷的病人应限制蛋白质的摄入,甚至禁食蛋白,待肝昏迷纠正、病情好转后,再逐渐增加。

(2)脂肪:在肝硬化的基础上,进食高脂肪饮食易引起脂肪肝,使肝功能进一步减退;同时由于肝脏功能的下降,也妨碍了脂肪的消化和吸收,因此,适当限制脂肪的摄入是必要的,但是也不应绝对限制脂肪的量,否则可能会影响脂溶性维生素的吸收。

(3)糖类:碳水化合物是人体热量的主要来源,每1g葡萄糖可提供4.1卡热量。成年肝硬化病人每日所需基本热量为2000～2500卡,按照糖、蛋白、脂肪三大营养物质的分配原则,碳水化合物应占总热量的44%～59%。但对于40岁以上的肝硬化患者,在治疗中应监测血糖。

(4)维生素:肝硬化时机体对维生素的吸收、利用程度均减低,而足量的维生素在改善症状、防治出血、肝细胞的修复中有一定的作用,故应进食适量蔬菜水果以补充维生素。

(二)对症支持治疗

失代偿期患者食欲差、进食减少,有时伴有恶心、呕吐,可以静脉输注高糖以补充热量,输液中可加入维生素C、胰岛素、氯化钾等,应特别注意保持水电解质和酸碱平衡,较重的病人可给予复方氨基酸、白蛋白和新鲜冰冻血浆。其他针对相应并发症治疗的药物详见并发症治疗部分。

(三) 抗病毒治疗

既往认为病情进展到肝硬化阶段病毒复制程度一般较慢性肝炎时降低，但是临床观察，仍有部分病人病毒复制指标活跃，HBV DNA 呈高滴度。尤其在一些以肝硬化为基础的慢性重型肝炎患者，经过抗病毒治疗后病情好转，更可以证明肝硬化阶段抗病毒治疗对一部分病人是很有必要的。目前公认：乙肝后肝硬化代偿期及失代偿期患者首选药物为核苷类药物，如拉米夫定、阿德福韦酯、替比夫定和恩替卡韦等，但需动态复查，密切观察病情变化，不可随意停药，并要注意病毒变异导致耐药加重病情。肝硬化患者抗病毒治疗要慎重，需要有经验的专科医师指导，详细用法见本书抗病毒治疗章节。

对于丙型肝炎肝硬化目前亦主张积极抗病毒治疗，有效的抗病毒治疗可使部分肝硬化患者病情稳定，改善其生存率，延缓或阻止肝癌和肝衰竭的发生，尽管其抗病毒的持续应答率低于无肝硬化者，但可抑制肝脏炎症和纤维化的进展，减少肝癌发生。对于 Child A 级患者推荐聚乙二醇干扰素 α 联合利巴韦林抗病毒治疗，对于 Child B 级患者要在评估风险后个体化治疗，可从小剂量开始，注意密切观察其不良反应和疗效，而对于 Child C 级患者多不主张抗病毒治疗，如治疗要慎重评估风险，在有经验和有条件的专科医院治疗。详见丙肝抗病毒章节。

(四) 肝纤维化的治疗

目前尚无特效的抗纤维化药物，早期抗病毒治疗，获得疗效后可有效的延缓或阻断肝纤维化的进展。另外，还可选用 1～2 种抗肝纤维化药物，疗程一般为 6 个月，包括丹参制剂、复方鳖甲软肝片、活络舒肝片、扶正化瘀等中成药。其他还有复方牛胎肝提取物、秋水仙碱等。

二、肝硬化并发症的治疗

(一) 上消化道出血的防治

上消化道出血是失代偿肝硬化最为紧急的并发症，发病前，绝大多数患者无明显先兆或不适，有些病人在呕血前有上腹饱胀感。食管、胃底静脉破裂后出血量较大，有些患者以黑便为主，但多数患者首先表现为呕血，多呈鲜红色，有些病例呈喷射性呕血，可危及患者生命，需要积极抢救治疗。

1. 上消化道出血的预防　预防消化道出血是中晚期肝硬化患者必须重视的问题，不仅要预防初次出血，还要预防再次出血。

(1)一般措施：①饮食：避免进食过快，避免进食过于粗糙、坚硬、过热、刺激性过强的食物，避免饮酒。②避免腹内压升高：有些动作可使腹内压升高，如用力咳嗽、剧烈呕吐、打喷嚏及用力排便等动作可使门脉压骤然升高。

(2)药物预防：作用是降低门静脉压力。主要为 β 受体阻滞剂：代表药物为盐酸普萘洛尔(心得安):所用剂量应使患者心率较原有心率减慢 25％ 为宜,但要注意心率不要低于 60 次/分,常用起始剂量 10～20mg/日,分两次服用,根据心率和血压变化逐渐加量,应用前要注意普萘洛尔的禁忌证。

2. 上消化道出血后注意事项 一旦发生呕血要注意以下几点:①患者应安静卧床,避免搬动,头部偏向一侧,以免血液误吸入气管引起窒息,有条件可吸氧。②家属迅速呼叫救护车立即送专科医院或综合医院专科急诊抢救治疗。③若出血量大,患者迅速出现意识淡漠、反应迟钝、四肢厥冷等失血性休克表现,应迅速呼叫救护车立即送至最近医疗机构抢救,并要有路途中抢救措施。

3. 上消化道出血后治疗措施 迅速补充血容量,纠正失血性休克,立即输液、输血,抢救过程以输血最为重要,并用含丰富凝血因子的新鲜血,以防止和纠正休克;及时止血,使用相应止血药物,方法包括药物止血、机械压迫(三腔二囊管压迫)止血、内窥镜下血管栓塞止血和手术止血;同时防治肝性脑病和肝肾综合征、腹水等并发症的出现。

(1)支持治疗:①一般措施:绝对卧床休息、禁食水、吸氧、保持安静状态,减少机体氧耗,对精神过于紧张的患者可以少量给予安定等药物,但禁用对肝脏有损害的药物,如冬眠灵、吗啡、巴比妥类,以防诱发肝性脑病。②补充血容量:迅速建立静脉通路,快速补液,及时补充血容量,纠正休克,改善缺血、缺氧状态,保证脑、肝、肾等重要脏器血供,以免脏器功能的进一步损害。输液种类常为 5％葡萄糖氯化钠、706 代血浆、新鲜全血、白蛋白、血浆等。休克纠正的标志为:血压恢复、尿量充足、坐立时血压、心率无明显变化。但需注意的是,尽量避免过量输液以免造成高血容量状态,使曲张的静脉再次出血。③纠正水电解质及酸碱平衡失调:出血后低血压状态时极易产生代谢性酸中毒,应及时做动脉血血气分析明确,随时纠正。④加强护理,严密观察病情:主要为观察呕血及黑便的颜色及数量、生命体征(神志、呼吸、脉搏、血压)、四肢皮肤温度、甲床及口唇黏膜色泽、每小时尿量、定期复查血红蛋白、红细胞压积、血尿素氮、必要时测定中心静脉压,有条件时行心电监护。

(2)止血药物的应用:①一般止血药物,常用有:维生素 K、立止血、止血敏,同时还可以使用口服凝血酶、云南白药局部止血或局部灌注。②胃黏膜保护剂,包括抑制胃酸分泌的药物:如雷尼替丁、法莫替丁、奥美拉唑等。③降低门脉压力药物:垂体后叶素,通过对内脏血管的收缩作用以降低门脉压力,从而控制食道胃底静脉破裂出血。但该药可引起心肌缺血加重,故禁用于心肌缺血的病人及冠心病患者,同时因可引起子宫收缩,故孕妇禁用。垂体后叶素常用浓度为 0.2～0.4U/分,连用至少 24h,近年来主张该药与血管扩张药(如硝酸甘油)联用,可减少上述不良反应。由于垂体后叶素不良反应较多,目前已较少应用,目前应用较多的为生长抑素类及其类似药物,其作用机理为减少内脏循环血量,从而控制食道胃底静脉破裂出血。常用代表药物善宁(醋酸奥曲肽注射液),常用剂量为0.1mg静注后以25~50µg/h持续微量泵泵入,维持至少48h,该药的疗效、不良反应、患者耐受性均优于垂体后叶素。

(3)非药物治疗:①三腔两囊管压迫止血:为机械性压迫可能出血的食道胃底曲张静脉破裂处,适用于无条件行急诊胃镜治疗时的急性大量出血,可以抢救患者生命,为后续治疗赢得时间,其止血成功率在44%~90%。压迫止血的同时可由胃管内抽吸出积存血液以防止肝性脑病的发生,洗清胃内积血后,还可使用去甲肾上腺素冰盐水及云南白药或口服凝血酶从胃管注入局部止血。但应注意压迫时间不宜超过48h以免引起黏膜缺血坏死。出血停止后,不要马上拔出三腔两囊管,建议先打开胃囊及食道囊的活塞,静置24h,如无再次出血,再拔管。②内镜下治疗:包括有食道静脉曲张硬化剂注射疗法,内镜下食道静脉曲张套扎术,地坛医院统计数据表明:食道胃底静脉破裂出血内镜下治疗止血有效率近90%。③外科或介入治疗:经颈静脉肝内门体静脉支架分流术(transjugular intrahepatic portal systemic stent shunt,TIPSS)通过建立肝内门体静脉分流,达到降低门脉压力的目的。地坛医院近年来统计资料表明,TIPSS治疗术对于出血后6个月内发生再出血的危险性也有明显的降低,术后再出血的发生率可由出血后未进行治疗的70%降至10%,但有近30%~35%可合并肝性脑病的发生。外科可采用脾切、断流或分流术减轻门脉压力。

(二)腹水的治疗

肝硬化腹水必须在治疗原发病,改善肝功能,并保护肝脏免受损害的基础上加用其他治疗。腹水初起的患者,不一定需要立即使用药物治疗。在采取了以下基本治疗措施后,一部分患者会通过自发性利尿而使腹水消退。腹水的治疗主要包括以下方法:

1. 限制摄钠和平卧休息　钠潴留是腹水形成的重要病理机制,因此,限制钠的摄入相当重要,一般认为每天摄钠量不应超过4.6~6.9g。平卧休息:腹水患者卧位较坐位时有效血容量、尿钠量及肌酐清除率均明显增加,而肾素-血管紧张素-醛固酮系统各检测指标均下降。故患者宜将脚抬高仰卧位休息,腹水明显减退后再逐渐增加活动量,卧床休息对大量腹水患者的利尿有一定帮助,但对于少量腹水意义尚不能确定。

2. 利尿剂的使用　利尿剂是治疗肝硬化腹水的重要手段,目前常用药物是螺内酯(安体舒通)和呋塞米(速尿)。螺内酯代谢产物烯睾丙内酯可竞争性抑制醛固酮与肾脏皮质及髓质集合管细胞浆中的受体蛋白结合;呋塞米抑制髓襻升支吸收钠和氯,利尿作用明显;双氢氯噻嗪类利尿作用较弱,还会减少血容量进而减少心排出量和肾小球滤过率,诱发肝肾综合征和肝昏迷,因此,现已很少被用于肝硬化腹水的治疗。鉴于腹水形成有继发性醛固酮增高的因素,通常首选螺内酯。先予每日 20~40mg(如每日服药量＜80mg,可每日 1 次顿服),3 天后如尿量增加不明显,可适当加大剂量或加用呋塞米。利尿剂的最大剂量,螺内酯为 400mg/d,呋塞米为 160mg/d。如仍无效,应分析腹水难治的原因。如:严重低蛋白血症、高醛固酮血症、感染、电解质紊乱、肝肾综合征等并做相应处理。服用利尿剂期间患者须每日准确计量 24h 尿量及体重,有水肿的腹水患者,体重每天减少 1kg,无水肿有腹水的患者体重每日减少 0.5kg。当腹部叩诊移动性浊音消失后,逐渐减少利尿剂,直至最小维持剂量(最小维持剂量应反复摸索才能确定)后,可每日 1 次顿服,继续观察尿量、体重。服利尿剂期间,应定期检查电解质肾功能,发现异常立即纠正。

3. 白蛋白的使用　肝硬化失代偿患者血清白蛋白含量多低下,适量补充白蛋白可以提高血浆胶体渗透压,有利于腹水的消退。一般白蛋白＜30g/L 者,应间断的输入人血白蛋白。

4. 腹水的腹腔穿刺　自 20 世纪 80 年代中期重新评价了治疗性排放腹水的作用以后,该法已成为一种快速、安全、有效的治疗难治性腹水的方法。腹水的排放应根据病人的具有情况,如腹水量、蛋白水平、肝功情况、肾功能情况、年龄等,不能一概而论,多次少量放腹水,对有效血容量的影响较小,可保护肾功能,抽放腹水后一般要给予胶体液输入,如人血白蛋白、血浆、羟乙基淀粉(706 代血浆),以防发生有效血容量下降诱发肝肾综合征、肝性脑病等并发症。

5. 腹水超滤浓缩回输　该法是让腹水通过一种特殊的装置,将腹水中的水分及小分子毒性物质去除,对腹水中蛋白等成分进行回收后,再通过外周静脉或腹腔回输到患者体内。该法有助于提高患者胶体渗透压,增加有效循环血容量,并减轻大量腹水对肾血管的压迫,从而提高肾小球滤过率,同时增强患者对利尿剂的敏感性,促进尿钠排泄。但该方法有诱发肝肾综合征,增加感染机会的风险。

6. 腹水的手术治疗　难治性肝硬化腹水患者在内科治疗无效的情况下,可以考虑采取接受外科手术治疗。

(三)自发性细菌性腹膜炎的治疗

肝硬化并发自发性腹膜炎(SBP)的病原菌以单一病原菌感染为多见,多数为需氧菌。研究表明,革兰阴性菌约占 60%～80%,革兰阳性菌约占 20%～40%。革兰阴性菌中大肠埃希菌占主要。其次为肺炎克雷伯菌、铜绿假单胞菌、鲍曼不动杆菌、阴沟肠杆菌、弗氏柠檬酸杆菌;革兰阳性菌中以表皮葡萄球菌、肠球菌属、金黄色葡萄球菌、链球菌属。

由于 SBP 最常见的致病菌是革兰氏阴性需氧菌,如大肠杆菌,一线抗生素治疗是三代头孢菌素。备选药物包括阿莫西林/克拉维酸和喹诺酮类药物。开始治疗 48h 后,再次腹腔穿刺术有助于阐明抗生素治疗的疗效,但由于目前耐药菌的增多,特别是产超广谱 β-内酰胺酶(extended-spectrum β-lactamases,ESBLs)的增加,需要应用耐酶抗生素,如加用他唑巴坦、舒巴坦类的抗生素。严重的感染,或威胁生命的感染,要考虑应用亚胺培南或美洛培南等高级抗生素治疗。

肝硬化并发自发性腹膜炎的发病存在多种危险因素,包括肝硬化腹水患者的腹水低蛋白、高胆红素水平、高龄、严重肝功能损害及消化道出血等,因此应尽可能除外以上危险因素,才能更有效地预防自发性腹膜炎的发生。

(四) 肝性脑病的治疗

1. 治疗原则

肝性脑病的治疗原则应包括以下几方面:①查明并去除诱因。②治疗原发病病因。③减少肠道内氨和其他毒性物质的产生和吸收。④维持内环境稳定,供给充足热量,维持正氮平衡。⑤促进肝细胞的再生和修复。⑥纠正血浆中失衡的支/芳氨基酸比值。⑦防治并发症,尤其是消化道出血、脑水肿与感染。⑧对症治疗。⑨人工肝支持治疗。

2. 治疗措施

(1)消除诱因:①积极控制上消化道出血,防治感染,慎重使用利尿剂,谨慎放腹水,纠正水电解质和酸碱失衡。②禁用麻醉安眠药,于昏迷前期躁动不安时可给予东莨菪碱。③禁用含氮物质,如蛋白质。

(2)维持内环境稳定:①限制蛋白食物摄取量,每日进食蛋白<40g,以植物蛋白为主。②维持水电解质平衡:水的摄入量应以满足生理需要为度,每日不宜超过 1500ml 或以前日尿量加 500ml 计算,警惕低钾、低氯性碱中毒的发生,同时应纠正低镁血症。③防治感染:对昏迷病人应有良好护理,包括清洁口腔、无菌导管技术、改变体位以促进排痰及避免褥疮发生。④如有发热,应积极寻找感染部位,根据情况选用抗生素治疗。

(3)减少肠内毒素的生成和吸收:乳果糖可酸化肠道、保持大便通畅,减少内毒素血症及其他毒性物质吸收,常用乳果糖加生理盐水高位灌肠。但也应注意有时乳果糖可引起腹胀。

(4)降血氨治疗:常用药物有口服乳果糖、精氨酸、L-鸟氨酸-L-天门冬氨酸等。

(5)调整氨基酸谱及神经递质:常可静脉输入支链氨基酸。

(6)脑水肿的治疗:①一般处理:头高位:头抬高 30°;低温疗法:轻度低温,有利于减轻脑水肿。②改善通气及氧合功能。③防止颅内压升高:避免咳嗽、呕吐、躁动等诱因;控制发热、高血压;避免输液过多;慎用血管扩张剂等。④脱水:有指征时,应及早应用。甘露醇对轻、中度颅内压升高效果最好,也可选甘油果糖,但效果较缓。

（7）人工肝支持系统:不同血液净化手段对水溶性毒素和亲脂性的蛋白结合毒素的清除各有侧重,可根据临床实际情况具体选用。

（五）肝肾综合征的治疗

肝肾综合征(hepatorenal syndrome,HRS)的治疗难度较大,预后较差。

1. 治疗原则:HRS 治疗迄今仍十分困难。因此,在治疗肝病,改善肝功能的同时,应在肝肾综合征前期即采取以下措施:改善肾血流量,避免任何原因的有效循环血量不足,杜绝有损肾功能的因素。病程中一旦出现少尿或无尿,应立即按照肝肾综合征采取积极治疗措施。

2. 一般治疗:包括卧床休息,限制水钠的摄入:每日进水量＝尿量＋500ml/24h。卧床休息有利于增加肾血流量及钠水排泄,防止水钠潴留加重。

3. HRS 诱因的消除:防治肝病的并发症,消除 HRS 发生的诱因,禁用肝、肾毒性药物和非甾体类抗炎药物,如红霉素、卡那霉素、布洛芬和消炎痛等。积极防治消化道出血、感染、电解质代谢紊乱及容易导致血容量降低,危及肾微循环的并发症,避免过量利尿和多次大量放腹水。

4. 利尿治疗:是保持肝硬化病人稳定尿量的有效手段。一般以醛固酮拮抗剂为主,辅以襻利尿剂,利尿过程中注意电解质紊乱,但多数病人欠佳,特别是 1 型 HRS。

5. 血管活性药物:可应用血管紧张素转换酶抑制剂、多巴胺、前列腺素等血管扩张剂,但效果欠佳,近年来有应用特利加压素联合白蛋白的报道,特利加压素(1mg/4～6h,静脉弹丸注射)联合白蛋白应考虑用作 1 型 HRS 的一线治疗药物。完全应答:降低血肌酐至小于 133μmol/l(1.5mg/dl)。如治疗 3 天后,血肌酐未降低至少 25%,则应逐步增加直至最大剂量 2mg/4h。部分应答:血肌酐降低＞133μmol/L,或那些血肌酐未降低,应在 14 天内终止治疗。也有应用去甲肾上腺素联合白蛋白报道,去甲肾上腺素(0.5～3mg/h)＋白蛋白。注意:要用深静脉以防外渗导致皮肤坏死,要用心电监护,监测血压、心率等指标;注意心肌缺血副作用。

6. 扩容治疗:有效循环血量不足可能是 HRS 的始动因素。在本病早期,尤其是与肾前性尿毒症难于区别时,应行扩充血容量治疗。一般依据临床状况(尿量、血压、血肌酐等)及中心静脉压(CVP)作为监测指标以掌握扩容量,需注意不要补液过量,对于真正进入到 HRS 期,一般扩容效果也不明显。

7. 非药物治疗

（1）透析治疗:血液透析或连续性肾脏替代治疗是治疗急、慢性肾衰竭的有效方法,但对 HRS 的治疗价值尚难肯定,此方法本身只是一种暂时的支持治疗,不能从根本上改善患者的预后,故该治疗目前在临床上一般选择性地应用于部分急性肝衰竭或慢性肝病并发 HRS 准备肝移植的患者中。

(2)外科治疗:①TIPSS:有作者认为 TIPSS 可作为 HRS 患者接受肝移植前的过渡治疗。目前看来尽管 TIPSS 对门脉高压、难治性腹水及食管胃底静脉出血有效,但对 HRS 的疗效,仍需进一步研究。②肝移植:HRS 治疗成功的关键是基础肝病的恢复和逆转。随着肝功能的好转,肾功能也逐渐恢复,因此,肝移植是唯一可以挽救终末期患者的措施。

(六) 肝肺综合征治疗

积极治疗原发病,改善肝脏功能或延缓肝硬化的进程,纠正贫血及低蛋白血症,降低门静脉压力,有可能减少肺内右向左的分流。高压氧舱治疗可改善低氧血症,尤其对低氧较重的病人,目前尚无循证医学证实有效的药物治疗,经颈静脉肝内门体静脉分流术为改善肝肺综合征方法之一,原位肝移植是HPS 的根本治疗方法,可逆转肺血管扩张。HPS 合并的进行性低氧血症可作为肝移植的适应证。

(七) 肝性脊髓病治疗

目前,对于肝性脊髓病患者尚无有效的治疗方法。关键是治疗原发病,改善肝功能。大多数病例限制蛋白摄入,口服乳果糖清洁肠道、降低血氨;补充B 族维生素营养神经;支链氨基酸、新鲜血浆、白蛋白支持;有报道力奥来素可改善下肢行走能力,但不能控制肝性脊髓病的进展。肝脏移植可能是治疗该病的有效方法。本病预后差,但很少有患者因本病死亡,患者通常死于肝功能衰竭、肝肾综合征、消化道出血等并发症。

第三节　原发性肝癌的诊断和治疗

慢性乙型、丙型肝炎和肝硬化患者是肝癌高危人群,因早期无症状则难以被发现。定期检查是早期发现肝癌的唯一方法,常规筛查指标主要包括血清甲胎蛋白(alpha-fetopmtein,AFP)和肝脏超声检查。对于≥40 岁的男性或≥50 岁女性,具有 HBV 和/或 HCV 感染、嗜酒、合并糖尿病以及有肝癌家族史的高危人群,宜每隔 6 个月进行一次检查。一般认为,AFP 是 HCC 相对特异的肿瘤标志物,AFP 持续升高是发生 HCC 的危险因素。

一、肝癌的临床特征

(一) 早期的临床表现

原发性肝癌多是在慢性肝炎、肝硬化的基础上发展而来的,不少患者常有慢性肝病及肝硬化体征,如慢性肝病面容、肝掌、蜘蛛痣、腹壁静脉曲张、体质虚弱、男性乳房发育、下肢水肿等。肝癌起病隐匿,但一旦出现症状,则发展迅速。

(二)中晚期的临床表现

1. 肝区疼痛　右上腹疼痛最为常见,为本病的重要症状,是患者就诊的主要原因,常为间歇性或持续性钝痛、隐痛或胀痛,随病情进展加剧。疼痛部位与病变部位密切相关,病变位于肝右叶为右季肋区疼痛,位于肝左叶则为剑突下区疼痛;如肿瘤侵犯膈肌,疼痛可放射至右肩或右背;向肝右后生长的肿瘤可引起右侧腰部疼痛。疼痛原因主要是肿瘤生长使肝包膜绷紧所致。突然发生的剧烈腹痛和腹膜刺激征,可能是肝包膜下癌结节破裂出血引起的腹膜刺激。

2. 肝脏增大　进行性的肝肿大是常见的体征,有时细心的患者可自己观察发现后就诊。少数患者可自发或外力碰撞后发生肝癌破裂出血。

3. 全身症状　包括消化道症状,如食欲减退、饭后上腹饱胀、消化不良、恶心、呕吐和腹泻等症状,因缺乏特异性,容易被忽视。其次是消瘦、乏力、全身衰弱,少数晚期患者可呈现恶液质状况。发热也比较常见,多为持续性低热,在 37.5～38℃ 左右,也可呈不规则或间歇性、持续性或者弛张型高热,类似肝脓肿表现,但是发热前无寒战,抗生素治疗无效。发热多为癌性发热,与肿瘤坏死物的吸收有关;有时可因癌肿压迫或侵犯胆管而致胆管炎,或因抵抗力降低合并其他感染而发热。

4. 逐渐加深的黄疸　中晚期常出现逐渐加深的黄疸,且内科退黄疸治疗无效。病情进一步加重可有出血倾向(牙龈、鼻出血及皮下瘀斑等)、上消化道出血、肝性脑病以及肝肾衰竭等。

5. 转移灶症状　最常见为肝脏邻近的血管转移及肝内转移,也可发生肺、骨、胸腔等处转移,而产生相应症状。

二、肝癌的诊断标准

原发性肝癌诊断标准仍以病理学诊断为金标准,包括肝脏占位病变或肝外转移病灶或手术切除组织标本经病理组织学和(或)细胞学检查确诊。但是为了避免术前穿刺引发肝癌转移和由于一些特殊原因而无法获取组织标本或细胞学检查,目前国内外公认的所有实体肿瘤中,唯有 HCC 可采用临床诊断标准。结合我国的国情、既往的国内标准和临床实际,2011 年卫生部组织专家组提议要从严掌握和联合分析,要求当同时满足以下条件中的 1+2(1) 两项或者 1+2(2)+3 三项时,可以确立 HCC 的临床诊断:

1. 具有肝硬化以及 HBV 和(或)HCV 感染的证据。

2. 典型的 HCC 影像学特征：同期多排计算机断层扫描（Computed tomography，CT）和（或）动态对比增强磁共振成像（magnetic resonance imaging，MRI）检查显示肝脏占位在动脉期快速不均质血管强化，而静脉期或延迟期快速洗脱。①如果肝脏占位直径≥2cm，CT 和 MRI 两项影像学检查中有一项显示肝脏占位具有上述肝癌的特征，即可诊断 HCC。②如果肝脏占位直径为 1～2cm，则需要 CT 和 MRI。

两项影像学检查都显示肝脏占位具有上述肝癌的特征，方可诊断 HCC，以加强诊断的特异性。

3. 血清 AFP≥400μg/L 持续 1 个月或≥200μg/L 持续 2 个月，并能排除其他原因引起的 AFP 升高，包括妊娠、生殖系胚胎源性肿瘤、活动性肝病及继发性肝癌等。

三、原发性肝癌的治疗

目前治疗原发性肝癌的方法很多，近年来患者的整体预后也得到明显改善，但疗效远不能满足人们的期望。在治疗的各种方法中疗效不一，且无一种方法能单独适用于所有患者。对不同患者选择适宜的治疗方法，对肝癌的治疗有重要的战略意义。

（一）手术切除治疗

目前医学界较一致的意见是：外科手术切除仍是治疗本病的首选方法和最有效的措施，手术前要评估手术切除的安全性，在全力追求切除彻底性和安全性的前提下，作好术前肝功能储备情况的全面评估和适应证的选择、手术中技术的改进和术后复发转移的防治。不管肿瘤的大小、多少、有无门静脉或肝静脉癌栓或胆管癌栓，一般肝功能 Child-Pugh 评分为 A 级、肝静脉压力梯度<12mmHg 且吲哚氰绿 15min 滞留率（ICG15）<20％，在此基础上，可再利用影像学技术估算预期切除后的余肝体积，余肝体积占标准肝体积的 40％以上的患者，建议手术切除。

手术切除适应证：分为根治切除和姑息切除。根治切除必须满足下列条件：①单发肝癌，表面较光滑，周围界限较清楚或有假包膜形成，受肿瘤破坏的肝组织<30％；或受肿瘤破坏的肝组织>30％，但是无瘤侧肝脏明显代偿性增大，达到标准肝体积的 50％以上。②多发性肿瘤，结节<3 个，且局限在肝脏的一段或一叶内。对于多发性肝癌，相关研究均显示，在满足手术条件下，肿瘤数目<3 个的多发性肝癌患者可从手术中显著获益；若肿瘤数目>3 个，即使已手术切除，其疗效也并不优于肝动脉介入栓塞等非手术治疗。姑息性肝切除的局部病变，必须符合下列条件：①3～5 个多发性肿瘤，超越半肝范围者，行多处局限性切除。②肿瘤局限于相邻的 2～3 个肝段或半肝内，无瘤肝组织明显代偿性增大,达到标准肝体积的 50％以上。③肝中央区(中叶或Ⅳ、Ⅴ、Ⅷ段)肝癌,无瘤肝组织明显代偿性增大;达到标准肝体积的 50％以上。④肝门部有淋巴结转移者,切除肿瘤的同时行淋巴结清扫或术后治疗。⑤周围脏器受侵犯者一并切除。

(二) 局部消融治疗

局部消融是通过注射酒精、射频、冷冻、微波、高功率超声聚焦消融等造成肿瘤的局部坏死,多在影像引导下经皮操作,亦可通过腹腔镜、外放射等路径进行。其优点有创伤小,费用低,可单独和联合切除治疗,促进扩散与抑制免疫的副作用较小等。常用的方法射频消融治疗,其疗效仅次于手术切除,可对小肝癌进行根治,适用于单发肿瘤,直径≤5cm 且无肝外转移者。或肿瘤不超过 3 个,且每个结节直径≤3cm,无血管、胆管和周围组织的侵犯和远处的转移。可同时要求 Child 分级在 A 级或 B 级,或经过治疗后达到要求。

对于直径≤5cm 肝癌,可选择消融治疗或外科手术治疗,目前是首选外科手术还是经皮消融治疗临床上存在着争议。数项临床前瞻性随机对照和回顾性比较研究的结果显示,局部消融治疗可以获得与手术切除治疗小肝癌相近的远期生存疗效,但是两者相比,外科手术切除的优势是积累的经验丰富、普及率高和复发率低,可切除同一解剖区域内多病灶、微小病灶和癌栓;而经皮局部消融具有并发症发生率低、恢复快和住院时间短的特点。两项随机对照研究已显示消融治疗与手术切除者的生存率并无明显差别,但在无瘤生存期(DFS)和复发率方面,手术具有优势。在临床实践中,应该根据患者的体质和肝功能,肿瘤的大小、数目、位置,本单位的技术力量以及患者的意愿等,全面考虑后选择合适的初始治疗手段。通常认为,如果患者能够耐受解剖性肝切除,应首选外科切除,可以同时清除相应肝段或肝叶的微小转移灶,有效地防止术后复发。因此,外科治疗仍是直径≤5cm 的肝癌治疗首选,对于同时满足局部手术治疗和消融治疗指征的直径≤5cm 肝癌,在有条件时还是进行手术治疗,而局部消融可作为手术切除之外的另一种治疗选择。对于 2～3 个癌灶位于不同区域、肝功能差不能进行切除手术者,包括肝功能 Child-Pugh B 级或经保肝治疗后可达 B 级者,可以考虑局部消融治疗。对于肝脏深部或中央型直径≤3cm 的肝癌,局部消融可以达到手术切除疗效,获得微创下根治性消融,可以优先选择;对于直径 3～5cm 的肝癌,通过选择适宜的仪器针具、掌握合理的消融技术和积累一定的治疗经验等,可以提高治疗效果。一般认为,局部消融后多数患者还需要采用综合性辅助治疗。

(三) 经肝动脉化疗栓塞治疗

经肝动脉化疗栓塞治疗(transhepatic arterial chemoembolization,TACE)的技术目前已得到广泛采用,疗效肯定,成为不能根治切除的肝癌首选的非外科治疗方法。肝癌的血供 95％以上来自肝动脉系统，经肝动脉灌注化疗后，肿瘤局部药物浓度可达全身的 100～400 倍，增强抗肿瘤效应，而全身毒副作用明显减少。主要适应证为：①不能手术切除的中晚期 HCC，无肝肾功能严重障碍，包括：巨块型肝癌：肿瘤占整个肝脏的比例＜70％；多发结节型肝癌；门静脉主干未完全阻塞，或虽完全阻塞但肝动脉与门静脉间代偿性侧支血管形成；外科手术失败或术后复发者；肝功能分级（Child-Pugh）A 或 B 级；肝肿瘤破裂出血及肝动脉、门脉静分流造成门静脉高压出血。②肝肿瘤切除术前应用，可使肿瘤缩小，有利于二期切除，同时能明确病灶数目。③小肝癌但不适合或者不愿意进行手术、局部射频或微波消融治疗者。④控制局部疼痛、出血或栓堵动静脉瘘。⑤肝癌切除后，防止复发。

禁忌证包括：①肝功能严重障碍（Child-Pugh C 级）。②凝血功能严重减退，且无法纠正。③门静脉主干完全被癌栓栓塞，且侧支血管形成少。④合并活动性感染且不能同时治疗者。⑤肿瘤远处广泛转移，估计生存期＜3 个月者。⑥恶液质或多器官功能衰竭者。⑦肿瘤占全肝比例≥70％癌灶；如果肝功能基本正常，可考虑采用少量碘油乳剂分次栓塞。⑧外周血白细胞和血小板数目显著减少，白细胞计数＜$3.0×10^9$/L（非绝对禁忌，如脾功能亢进者；与化疗性白细胞减少有所不同），血小板计数＜$60×10^9$/L。

（四）肝移植

目前肝移植技术已非常成熟，肝移植在小肝癌的运用获得了与良性疾病肝脏移植相似的术后长期存活率。国外报道 48 例伴肝硬化的小肝癌作肝移植，手术死亡率为 17％，4 年生存率为 75％，复发率为 8.0％，但高额的费用以及相对缺少的供肝限制了其在肝癌治疗的广泛发展。关于肝移植适应证，国际上主要采用米兰标准，还有美国加州大学旧金山分校标准和匹兹堡改良 TNM 标准。

对于肝癌患者是选择肝移植还是肝切除目前尚无统一的标准。一般认为，对于局限性肝癌，如果患者不伴有肝硬化，则应首选肝切除术；如果合并肝硬化，肝功能失代偿（Child-Pugh C 级）且符合移植条件，应该首选肝移植术。但是，对于可切除的局限性肝癌且肝功能代偿良好（Child-Pugh A 级），是否进行肝移植，目前争议较大。如欧洲的专家支持首选肝移植，理由是肝切除的复发率高，符合米兰标准肝移植患者的长期生存率和无瘤生存率显著优于肝切除患者。我国 2011 年防治指南认为对于肝脏功能较好，能够耐受肝切除手术的患者暂不列入肝移植适应证中。

（五）全身系统治疗

主要包括分子靶向治疗，目前索拉菲尼在我国已有应用，多项国际多中心Ⅲ期临床研究业已充分证明，索拉菲尼能够延缓 HCC 的进展，明显延长晚期患者生存期,且安全性较好;目前,索拉非尼已相继获得欧洲 EMEA、美国 FDA 和我国 sFDA 等批准,用于治疗不能手术切除和远处转移的 HCC。索拉非尼常规用法为 400mg 口服,每日 2 次;应用时需注意对肝功能的影响,要求患者肝功能为 Child-Pugh A 级或相对较好的 Child-Pugh B 级。

其他全身治疗还有全身化疗,中医中药治疗,免疫调节治疗等,这些治疗可根据患者自身条件来选择适合的方案。

综上所述,原发性肝癌治疗方法的选择应根据肿瘤分期、肝功能情况及全身的耐受情况而定,其原则是早期治疗、综合治疗和积极治疗。以肝切除手术为主的综合治疗是目前较为理想的治疗模式,消融治疗及 TACE 是较成熟的治疗方法,肝移植因肝源及经济条件等因素尚难普及,基因治疗、新型瘤苗等新方法为肝癌的生物治疗提供了前景和希望。

第五章 慢性病毒性肝炎患者的诊疗管理

第一节 慢性病毒性肝炎患者管理的重要性

一、慢性 HBV 感染的危害及后果

人感染 HBV 后,病毒持续 6 个月仍未被清除者称为慢性 HBV 感染。体检查出乙肝标志物阳性的人群,虽然是首次发现,但绝大部分是慢性感染。影响慢性化的最主要因素是感染时的年龄,成人期感染 HBV 者中,仅 5%～10%发展成慢性,而在围生(产)期和婴幼儿时期感染 HBV 者中,分别有 90%和 25%～30%将发展成慢性感染。据 2006 年全国乙型肝炎流行病学调查表明,我国 1～59 岁一般人群 HBsAg 携带率为 7.18%,由此推算,我国现有的慢性 HBV 感染者约 9300 万人,其中慢性乙型肝炎患者约 2000 万例,可见慢性 HBV 感染者人数众多。慢性 HBV 感染者如果得不到及时恰当的治疗,肝脏炎症反复发作,可能会逐渐进展为肝硬化、肝癌,严重影响人民群众的生活质量。

慢性乙型肝炎、代偿期和失代偿期肝硬化的 5 年病死率分别为 0%～2%、14%～20%和 70%～86%。其影响因素包括年龄、血清白蛋白和胆红素水平、血小板计数和脾肿大等。自发性或经抗病毒治疗后 HBeAg 血清学转换,且 HBV DNA 持续转阴和 ALT 持续正常者的生存率较高。

二、慢性 HCV 感染的危害及后果

丙型肝炎呈全球性流行,是欧美及日本等国家终末期肝病的最主要病因。据世界卫生组织统计,全球 HCV 的感染率约为 3%,估计约 1.7 亿人感染 HCV,每年新发丙型肝炎病例约 3.5 万例。我国血清流行病学调查资料显示,我国一般人群抗-HCV 阳性率为 3.2%。

感染 HCV 后,病毒血症持续 6 个月仍未清除者为慢性 HCV 感染。与乙

型肝炎不同的是,丙型肝炎慢性化率为 50%～85%,与感染时年龄关系不大。慢性丙型肝炎病毒感染可以导致肝组织慢性炎症坏死及纤维化,部分病人可发展为肝硬化甚至原发性肝细胞癌。感染后 20 年,儿童和年轻女性肝硬化发生率为 2%～4%,中年因输血感染者为 20%～30%;一般人群为 10%～15%。感染 HCV 时年龄在 40 岁以上、男性及合并感染 HIV、合并乙型肝炎病毒(HBV)感染、嗜酒(50g/d 以上)、非酒精性脂肪肝(NASH)、肝脏高铁载量、合并血吸虫感染、肝毒性药物和环境污染所致的有毒物质等可促进疾病进展。

HCV 相关的 HCC 发生率在感染 30 年后为 1%～3%,主要见于肝硬化和进展性肝纤维化患者,一旦发展成为肝硬化,HCC 的年发生率为 1%～7%。上述促进丙型肝炎进展的因素以及糖尿病等均可促进 HCC 的发生。

肝硬化和 HCC 是慢性丙型肝炎患者的主要死因,其中失代偿期肝硬化为最主要死因。有报道,一旦发生肝硬化,10 年生存率约为 80%,如出现失代偿,10 年的生存率仅为 25%。因此,慢性 HCV 感染不仅对患者的健康和生命危害极大,而且已成为严重的社会和公共卫生问题。

三、慢性病毒性肝炎患者的诊疗管理目标

无论是慢性 HBV 感染还是慢性 HCV 感染,医务人员都要对患者进行规范化的诊疗及管理,尤其应尽可能进行规范的抗病毒治疗,其总体的诊治管理目标是:最大限度地抑制病毒复制,减轻肝细胞炎症坏死及肝纤维化,延缓或防止疾病进展,减少和防止肝脏失代偿、肝硬化、HCC 及其并发症的发生,从而改善患者生活质量,延长存活时间。

四、慢性病毒性肝炎患者的管理方法

如前所述,慢性乙肝及丙肝病毒感染者人数多,危害大,要达到上述目标,绝不能仅仅依靠治疗,应该从一个全新的角度、从一个更高的层面进行长效、规范、全程、人性化的疾病健康管理,而管理方法包括病情的评估、正确的诊断、充分的医患沟通、规范而不失个体化的治疗,以及定期的随访、高危人群免疫接种、患者健康教育及自我监测等一系列内容。也就是说,防治慢性病毒性肝炎,要千方百计调动医患双方的积极性,医生的职责要从看病开方到疾病健康管理,患者要摆脱被动接受治疗的观念,主动关心自己的病情,与医生积极配合,有效沟通与互动,获得个性化服务。

在建立重大传染病防治示范区的"十一五"重大专项课题中,首都医科大学附属北京地坛医院提出了建立针对慢性 HBV 感染者的"诊疗在医院、管理

在社区"管理模式及双向转诊流程。一种模式,三方受益:新模式制定了慢性HBV感染者的分级管理和定期随访方案,把疾病的被动治疗变为主动管理,患者可以享受到全程医疗、咨询、健康教育、康复服务;通过培训,社区医生的专业知识水平、社区管理能力得到提高;通过合理顺畅的双向转诊,充分利用专科医院的资源与社区卫生服务系统的优势,看病难、看病贵的难题得到缓解,有利于共建和谐社会。这一管理思路与疾病防治的生物－心理－社会医学模式也是相一致的。这一模式也可以尝试在慢性 HCV 感染者人群进行推广。

第二节　乙肝病毒携带者的管理

我国乙肝病毒感染者约 9300 万人,其中大部分是乙肝病毒携带者,合理而适当的管理乙肝病毒携带者已不仅仅是医学问题,而且是重要的社会问题。然而,目前还没有较为严格、科学的管理办法和措施,不少缺乏科学验证的药物充斥市场,造成巨大浪费和对广大乙肝病毒携带人群的危害。因此,极有必要建立规范的管理系统,对乙肝病毒携带者进行科学管理和深入研究。

一、乙肝病毒携带者的定义及管理目标

(一)乙肝病毒携带者的定义

20 多年前,乙肝病毒携带者被称为"健康携带者",后来又曾更名为"无症状携带者"。在 2005 年中华医学会肝病分会与感染病学分会联合制定的《慢性乙型肝炎防治指南》中指出,乙肝病毒携带者分为两大类:①慢性 HBV 携带者:血清 HBsAg 和 HBV DNA 阳性,HBeAg 或抗-HBe 阳性,但 1 年内连续随访 3 次以上,血清 ALT 和 AST 均在正常范围者;②非活动性 HBsAg 携带者:血清 HBsAg 阳性、HBeAg 阴性、抗-HBe 阳性或阴性,HBV DNA 检测不到(PCR 法)或低于最低检测限,1 年内连续随访 3 次以上,ALT 均在正常范围者。

大部分乙肝病毒携带者的肝组织学检查无明显异常,但也有部分肝组织检查存在明显病变。北京地坛医院乙肝病毒携带者门诊的数据显示,65 例肝功正常的携带者肝穿结果如下:炎症分级 G≥2 者 25 例,占 38.5%,纤维化分期 S≥2 者 18 例,占 27.7%。13 例有乙肝家族史的患者肝脏病理情况:G≥2 者 8 例(61.5%),S≥2 者 5 例(38.5%)。由此可见,乙肝携带者并非完全健康安全。

（二）乙肝病毒携带者的管理目标

在临床实践中，非肝病科医生对于乙肝病毒携带者的认识往往存在着两大误区。最常见的一种是认为"携带者很安全、不用治疗"，而且不强调随访，以致于一部分携带者 10 年或 20 年后进展为肝硬化、肝癌，而且往往是进展到肝癌晚期才被发现，失去了最佳治疗时机。另一种则认为患者 HBV DNA 阳性，不管肝功情况如何，就盲目加用抗病毒药物，结果HBV DNA 下降不明显，抗病毒效果不理想，反而容易导致耐药。因此，对于乙肝病毒携带者进行管理的目标，就是通过长期规范的随访监测，及时筛查出肝脏确实有病变，或病变有进展、需要治疗的病例，早期发现肝癌病例，而对于病情稳定者，避免盲目用药及不恰当用药造成的耐药，减少医疗资源及经济上的浪费。

二、乙肝病毒携带者的管理方法

乙肝病毒携带者的管理方法主要在于随访监测。通过严格、规范的长期随访，既避免对不需要治疗的患者盲目用药，又不漏掉需要治疗的患者。中华医学会发布的 2010 版《慢性乙型肝炎防治指南》中，对乙肝病毒携带者的随访间隔及随访项目作出了如下建议。

（一）随访时间间隔

对于持续 ALT 正常且 HBV DNA 阴性者，建议每 6 个月随访一次。对于 ALT 正常但 HBV DNA 阳性者，建议每 3 个月检测 1 次。

（二）随访检查项目

应包括肝功、HBV DNA、AFP、彩超。如有可能，应作肝穿刺检查。尤其对于 HBV DNA 阳性的慢性 HBV 携带者，如果年龄在 40 岁以上、有乙肝家族史、转氨酶在正常高限、腹部超声提示肝脏弥漫性病变或脾脏增大者，建议其做肝穿刺检查，以便进一步明确肝脏病变情况，酌情进行相应治疗。

（三）需要抗病毒治疗的患者

随访过程中一旦发现 ALT 升高超过正常上限 2 倍，且同时 HBV DNA 阳性，可启动抗病毒治疗；如肝组织学显示 Knodell HAI≥4，或≥G2 炎症坏死者，或≥S2 纤维化时，也需进行抗病毒治疗。

三、乙肝病毒携带者管理的要点

（一）人性化管理

由于绝大部分携带者都希望能像正常人一样工作生活，因此，在管理过程要注意保护其隐私，严格执行医疗保护制度，信息保密，同时注意与患者的沟通，及时疏导心理问题。

（二）管理的长期性

虽然有极少数乙肝病毒携带者可以出现 HBsAg 自然阴转，但绝大多数携带者终生携带有病毒，因此，携带者的管理要强调其长期性、终生性。千万不能随着时间的延长放松了警惕。尤其是 40 岁以上的携带者，属于原发性肝癌的高危人群，更应坚持定期随访。

（三）健康教育的重要性

乙肝病毒携带者往往由于劳累、酗酒、服用损肝药物而出现肝功异常、肝细胞炎症，从而转为慢性肝炎患者，因此，在随访同时还应对患者进行健康教育，指导其日常工作、生活中的注意事项，以提高患者对长期随访的依从性。

健康教育的主要内容包括：携带者在日常生活中要注意避免过度劳累、酗酒、服用损肝的药物，对于广告宣传中一些鼓吹"转阴"的药物不要盲目轻信，需要持审慎的态度，是否采用抗病毒治疗最好到专科医院全面检查评估后，在有经验的医师指导下进行；为避免传染，乙肝病毒携带者不应参加献血，不宜从事餐饮托幼行业，不宜服兵役，并应注意个人卫生，防止自身唾液、血液等体液污染周围环境，所用食具、刮刀修面用具、牙刷、盥洗用品与健康人分开，密切接触人群应注射乙肝疫苗。

第三节 慢性乙型肝炎及肝硬化患者的管理

一、慢性乙型肝炎和肝硬化患者的管理目标

（一）慢性乙型肝炎患者的管理目标

通过规范的管理，及时筛查出有抗病毒指征的患者，尽可能给予个体化抗病毒治疗；通过定期随访，及时发现抗病毒过程中的不良反应给予对症处理，并及早发现耐药，调整抗病毒方案。管理的最终目标是：实现肝功长期稳定在正常范围，HBV DNA 持续低于检测下限甚至 HBeAg 血清学转换，延缓或阻止病情向肝硬化、肝癌方向发展。

（二）肝硬化患者的管理目标

通过规范的管理，及时发现肝硬化并发症的早期征象，及早采取治疗干预措施；对于符合抗病毒适应证的患者，在知情同意的情况下，制定抗病毒治疗方案；通过密切监测，可以早期发现肝癌，及早治疗。管理的最终目标是：控制或减少并发症，肝功维持稳定，住院次数减少，生活质量改善，最终延长生命。

二、个体化抗病毒治疗管理的重要性

对于乙肝病毒携带者,可以按照相对固定的随访间隔、随访项目进行随访管理。但对于慢性乙型肝炎、肝硬化患者,根据其所处疾病阶段不同(肝炎阶段、代偿期肝硬化阶段、失代偿期肝硬化阶段),采取的治疗方案不同(干扰素治疗、核苷类似物治疗),其随访间隔、随访检查项目也有所差别。简而言之,对于慢性乙肝及肝硬化患者,应该注重细节,采取个体化的治疗管理方案。

(一) 抗病毒治疗方案个体化管理策略

目前治疗乙肝的抗病毒药物主要有两大类,一类是干扰素,另一类是核苷类药物。关于药物的选择、疗程及停药指标,不同专家有不同看法,治疗方案略有差异。可依据临床诊疗指南和专家共识,根据循证、规范的原则,针对患者的不同病情,在充分与患者有效沟通的前提下,设定个体化治疗方案。干扰素的优点是抑制病毒复制和免疫调节双重作用,而且应答较持久,但流感样症状、白细胞减少等不良反应较常见;核苷类药物的优点是服用方便、抑制病毒速度较快,但存在停药后易反弹、长期用药可发生耐药等缺点。正是由于治疗方案的个体化,决定了临床医生在随访管理时也应遵循个体化原则。因此,应用干扰素治疗时要特别注意不良反应的监测随访,而应用核苷类药物时要特别注意耐药以及新的核苷类药物的不良反应监测,随时调整治疗方案。

(二) 干扰素治疗患者的精细化管理

个体化治疗管理方案要求临床医生在随访中,注重细节,根据患者的具体情况,酌情调整治疗。我们应用临床工作中积累的一些小窍门,可以减轻不良反应,提高患者依从性,增加患者对抗疾病的信心。例如,流感样症状是干扰素治疗最常见的不良反应之一,部分患者该症状持续时间较长,生活质量下降,少数反应较重者会失去继续治疗的信心甚至自行停药,我们常采取以下措施来减轻其影响:①先试用小剂量如 300 万单位/次,一周后再加到足量 500 万单位/次;②普通干扰素注射时间可以安排在晚八点左右,长效干扰素(Peg 干扰素)可以安排在周五晚上,避免其不良反应影响平时白天的工作和学习;③注射干扰素之前 2~4h 左右可以提前服用解热镇痛药物,减轻症状。

三、慢性乙肝和肝硬化患者的管理方法

(一) 慢性乙肝患者的管理方法

2008 年亚太肝病学会慢性乙型肝炎管理指南中指出,要特别强调对相关

指标定期监测和随访,以评价抗病毒疗效和提高依从性,及早发现病毒耐药,调整抗病毒方案。

1. 针对干扰素治疗患者的随访方案 在开始治疗后的第 1 个月,应每 1～2 周检查 1 次血常规、肝功,以后根据病情每 1～3 个月检查 1 次。治疗过程中出现 ALT 升高甚至 TBIL 升高,可能提示免疫清除,应及时调整治疗方案。治疗开始后每 3 个月检测 1 次病毒学标志包括 HBsAg、HBeAg、抗-HBe 和 HBV DNA。另外,为及时发现干扰素相关不良反应,应每 3 个月检测 1 次甲状腺功能、血糖和尿常规等指标,还应定期评估精神状态,尤其对出现明显抑郁症和自杀倾向的患者,应立即停药并密切监护。

2. 针对核苷(酸)类似物治疗患者的随访方案 治疗开始后,应每月检查 1 次肝功,连续 3 次,以后随病情改善可每 3 个月 1 次;病毒学标志应每 3 个月检测 1 次,包括 HBsAg、HBeAg、抗-HBe 和 HBV DNA。不良反应监测方面,应根据患者应用核苷(酸)类似物种类,酌情监测血常规、血清磷酸肌酸激酶和肌酐等指标,一般每 3～6 个月 1 次。

3. 抗病毒治疗结束后的随访监测方案 治疗结束后,不论有无治疗应答,停药后半年内至少每 2 个月检测 1 次 ALT、AST、血清胆红素(必要时)、HBV 血清学标志和 HBV DNA,以后每 3～6 个月检测 1 次,至少随访 12 个月。随访中如有病情变化,应缩短随访间隔。

(二)肝硬化患者的管理方法

肝硬化患者的管理仍要强调定期随访监测,与慢性肝炎不同的是,随访间隔要缩短,建议每月 1 次;随访时不仅要进行相关检查,更应重视临床症状体征的观察,及时发现并发症的早期迹象。代偿期肝硬化患者的随访监测方案可以参考慢性乙型肝炎患者。但失代偿期肝硬化患者,要从几种常见并发症如腹水、腹腔感染、上消化道出血、肝性脑病等方面给予细致观察,这就要求临床医生要重点注意以下症状或体征。

1. 腹水的早期征象 来随访的肝硬化患者主诉有下肢水肿、腰围增加、腹胀等症状时,临床医生应想到腹水的可能性,仔细查体,可以发现移动性浊音阳性,如移动性浊音可疑,可进一步行彩超协助诊断。

2. 腹腔感染的早期征象 肝硬化患者出现腹泻、大便次数增多、低热,主诊医生应警惕患者存在腹腔感染,腹部查体发现腹部压痛、反跳痛则支持诊断,可进一步检查血常规。

3. 上消化道出血的早期征象 肝硬化患者应每 1～2 年进行胃镜检查或上消化道造影,以观察有无食道胃底静脉曲张及其进展情况,预知上消化道出血的风险,及早干预。对于胃镜提示静脉曲张重度的患者,随访时要进行饮食指导,严格禁止食用粗糙坚硬食物,并注意询问大便颜色性状。如大便颜色发黑,及时检测便潜血,协助诊断。

4. 肝性脑病的早期征象 来随访的肝硬化患者如果主诉记忆力下降、睡眠时间颠倒(昼睡夜醒)、间断说胡话、性格改变等,主诊医生要想到肝性脑病的可能性,应追问近期是否进食高蛋白饮食、是否有便秘、是否有发热等感染症状,查体发现扑翼征或踝阵挛阳性支持诊断,此时应进一步检测血氨。

(三)医患沟通的重要性

以往,部分医生忽略了与患者沟通的重要性,忘记了乙肝抗病毒治疗的长期性,因而不能在合适的时间选择正确的药物和方法;或者未能告知患者治疗相关的不良反应,使患者依从性下降;又或未能对患者强调坚持长期用药的必要性及不恰当停药的风险,以至于部分患者过早停药,导致病毒、生化反弹。因此,在决定实施抗病毒治疗方案前,要对患者的病情、疾病阶段、家族史、治疗史和经济情况等因素进行全面评估和必要沟通,对治疗的疗效、疗程、不良反应、随访间隔、耐药风险、应对措施、治疗费用、对妊娠的影响等充分告知,取得患者的理解,提高患者对治疗的依从性。

对于肝硬化患者,与其沟通时应告知以下三点:抗病毒治疗目标是通过抑制病毒复制,改善肝功能,以延缓或减少肝移植的需求,抗病毒治疗只能延缓疾病进展,但本身不能改变终末期肝硬化的最终结局;因极少数患者发生耐药后可导致肝衰竭,因此,一定要强调定期监测的重要性,以便早期发现耐药,及时调整治疗;对于此类患者应终身用药,切不可随意停药。

四、全程管理提高肝癌早诊率

据统计,约90%肝癌患者有 HBV 感染背景,约70%的原发性肝癌发生在肝硬化基础上,而目前接受治疗的肝癌患者约 3/4 属于晚期,因此,强调慢性乙肝和肝硬化患者的全程管理,有助于提高肝癌早诊率。慢性乙型肝炎、肝硬化患者为原发性肝癌高危人群,应该按照以下方案进行随访监测。

(一)AFP 的监测

应每3~6个月监测 AFP,如 AFP≥350ng/ml 持续1个月,或≥200ng 持续2个月,而无活动性肝炎证据,并排除妊娠和生殖腺胚胎癌,应高度怀疑原发性肝癌。

(二)彩超的监测

每3~6个月复查彩超,明确肝内有无占位性病变,对于肝硬化患者应适

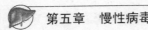

当缩短随访间隔。彩超一般能检出 1cm 直径的占位性病变,并鉴别占位病变是囊性或实性,了解占位周围血流情况,显示肝内门静脉及其属支是否有瘤栓等。

(三) 计算机断层扫描(CT)和磁共振成像扫描(MRI)检查

CT 是目前检出肝癌最敏感的方法之一,增强 CT 扫描病灶检出率可在 90% 以上。有时,CT 对小肝癌、等密度肝癌和不典型肝癌的诊断仍有一定困难,要结合其他检查如 MRI 综合分析诊断。

第四节 育龄期病毒性肝炎女性患者的管理

育龄期病毒性肝炎女性患者绝大多数都要面对妊娠和分娩问题,在妊娠分娩过程中存在着两方面的风险,一方面妊娠期病毒性肝炎由于妊娠期的生理特点,可能出现肝病加重,严重者有可能转为重型肝炎,另一方面妊娠期病毒性肝炎的母婴传播问题。因此,对于育龄期病毒性肝炎女性患者孕前、孕期要加强管理,最好由产科医生和肝病科医生共同管理。

一、育龄期病毒性肝炎女性患者的孕前评估

急性病毒性肝炎女性患者不宜妊娠,应待疾病恢复后妊娠。慢性肝炎肝功能正常者,可以试孕;肝功能不正常者,建议治疗肝病,待肝功正常后试孕。乙肝、丙肝患者正在使用干扰素治疗者,干扰素可能影响妇女的健康、增加胎儿流产和发育迟缓的风险,因此,在干扰素治疗期间应注意避孕;待治疗结束,停药 6 个月后复查,待干扰素所致的副作用完全消失后再试孕。乙肝病人正在使用核苷(酸)类似物治疗、希望怀孕或意外怀孕者:若应用拉米夫定或其他妊娠 B 级药物(替比夫定或替诺福韦酯),在充分告知风险、权衡利弊、患者签署知情同意书的情况下,治疗可继续。若应用阿德福韦酯、恩替卡韦等妊娠 C 级药物治疗过程中意外怀孕,建议终止妊娠,或在充分告知风险、权衡利弊、患者签署知情同意书的情况下换用拉米夫定或其他妊娠 B 级药物(替比夫定或替诺福韦酯)。肝硬化者:不建议妊娠,若患者强烈要求生育,应转至有经验的专科医院进行血常规、凝血酶原时间、胃镜、B 超、AFP 等相关全面检查,充分告知妊娠风险,并在妊娠期间加强监测。

二、妊娠期病毒性肝炎的管理

病毒性肝炎女性患者孕期要对肝功能、病毒复制状况等指标进行监测,其主要目的是防止妊娠期肝病活动和决定母婴阻断的策略。病毒感染是妊娠期重症肝炎的主要原因之一。妊娠期新陈代谢率高,营养物质消耗多,肝脏的负

担较非孕期明显加重,再加上妊娠期内分泌变化的影响,妊娠高血压等疾病本身也可能导致不同程度的肝损害。妊娠期肝病活动可能导致妊娠糖尿病、高血压、产后出血等疾病发生风险增高,甚至导致妊娠期重症肝炎的发生,胎儿流产、早产、死胎、死产和新生儿死亡的发生率也增加。因此,病毒感染孕妇在妊娠期发生肝病活动是危及母婴安全的严重问题,对其进行严密的肝功能和病毒的监测是非常必要的。比如 HBV 感染的孕妇,第一次产前检查就应该行肝功能、乙肝五项、HBV DNA、肝脏 B 超等检查,全面评估其肝功能及病毒活动状况。孕 26～28 周时复查 HBV DNA,以决定母婴阻断策略;服用抗病毒药治疗或母婴阻断的孕妇在服药期间每 4～8 周复查一次 HBV DNA,观察疗效,防止耐药发生。临产时再次复查 HBV DNA,以评价 HBV 母婴传播的风险。

三、妊娠期病毒性肝炎母婴传播的阻断

(一)甲型肝炎的母婴传播

一般认为甲型肝炎不存在母婴传播,孕妇患甲型肝炎后产生的抗 HAV-IgG 为保护性抗体,发病后 3～7 周出现,于 2～3 个月达高峰,然后缓慢下降,持续数年或终身,抗 HAV-IgG 可通过胎盘对胎儿有保护作用。

(二)急性乙型肝炎的母婴传播

主要取决于母亲发生急性乙型肝炎的时间,母亲于妊娠早、中期患病其婴儿被感染率仅 6.2%(1/16),而妊娠晚期至产后 2 个月内患病者婴儿感染率 70%(19/27)。因此,婴儿是否会受染而带毒,主要取决于分娩时母亲血中是否有乙肝病毒。即使是妊娠早期患乙型肝炎如果至分娩时血中仍含有乙肝病毒,仍有感染婴儿的可能,孕期及分娩期应按慢性乙肝患者管理。

(三)乙肝病毒携带者及慢性乙型肝炎的母婴传播

在我国,母婴垂直传播是乙型肝炎最主要的传播途径,特别是青少年乙型肝炎患者大部分都有乙肝家族史,如不进行母婴阻断很容易传播给下一代,了解其传播的机制,对预防母婴传播是极其重要的。在此仅作简单介绍,详细内容请参见第九章第二节。

1. 宫内感染　是指胎儿在母亲体内生长发育的过程中受到母亲体内HBV 的感染。流行病学资料证明,在没有使用乙型肝炎疫苗和乙肝免疫球蛋白(HBIG)主动＋被动联合免疫进行母婴阻断的情况下,产前宫内感染约占5%～10%。HBV 宫内感染是目前母婴阻断失败的主要原因。迄今,已有许多研究证实妊娠晚期服用抗病毒药物可有效降低母亲血清 HBV DNA 水平,提高 HBV 母婴阻断成功率。我国的《慢性乙型肝炎防治指南(2010 年版)》中

指出："育龄期女性慢性乙型肝炎患者,若有治疗适应证,未妊娠者可应用干扰素或核苷(酸)类药物治疗,并且在治疗期间应采取可靠措施避孕。在口服抗病毒药物治疗过程中发生妊娠的患者,若应用的是拉米夫定或其他妊娠 B 级药物(替比夫定或替诺福韦酯),在充分告知风险、权衡利弊、患者签署知情同意书的情况下,治疗可继续。"对于高病毒载量的 HBV 感染母亲充分告知风险、权衡利弊、患者签署知情同意书的情况下,在妊娠晚期使用拉米夫定、替比夫定或替诺福韦酯抗病毒治疗作为预防 HBV 母婴传播的一种有效措施,目前正在研究阶段。

2. 产时感染　是指围分娩期新生儿在分娩时吞咽了含有 HBV 的母血、羊水、阴道分泌物,或在分娩的过程中,因子宫收缩使胎盘绒毛血管破裂,致使少量母血渗漏入胎儿血循环引起婴儿感染 HBV,是最主要的传播方式,约占整个感染的 90%～95%。及时的注射乙肝疫苗和乙肝免疫球蛋白是最好的阻断方法,这一点在我国的《慢性乙型肝炎防治指南》中已有明确的说明,该阻断措施可显著提高阻断母婴传播的效果。

另外,虽然剖宫产分娩可能会减少胎婴儿接触 HBV 的机会,但是与阴道分娩相比,剖宫产分娩方式并不能提高 HBV 阻断成功率。这可能是因为目前的母婴阻断措施(乙型肝炎疫苗＋乙型肝炎免疫球蛋白联合免疫)可成功地对产时感染加以阻断,其中的乙型肝炎免疫球蛋白会很快中和侵入婴儿体内的少量病毒。

3. 产后感染　实际上属于 HBV 感染母亲和孩子的水平传播,主要是通过生活中密切接触、母乳喂养传播。我国的《慢性乙型肝炎防治指南》中指出:新生儿在出生 12h 内注射 HBIG 和乙型肝炎疫苗后,可接受 HBsAg 阳性母亲的哺乳。但是,携带乙肝病毒的母亲能否母乳喂养一直有争议。根据我们的经验,我们认为哺乳在下列几种情况下是不安全的:①母亲 e 抗原阳性,且 HBV DNA 高载量(≥6log10 拷贝/ml);②母亲正在服用对婴儿安全性不能确定的治疗药物;③母亲乳头皲裂,渗血;④新生儿 HBIG 被动免疫消失,而乙肝疫苗免疫失败或抗体产生较晚者;⑤新生儿口腔溃疡、黏膜损伤。

（四）丙型肝炎的母婴传播

根据目前对丙型肝炎研究资料,似乎丙型肝炎的母婴传播有可能,因为丙型肝炎与乙型肝炎有许多相似之处,如同为血液传播,同样可以转为慢性,同样有慢性带毒者。HCV 的母婴传播率各地报告不同。大多数文献报道的 HCV 母婴传播率在 2%～8%之间。HCV 母婴传播的机制目前还不太清楚。可能与 HBV 和 HIV 的母婴传播相似,存在宫内感染、产时感染和产后感染 3 种途径。目前无很好的阻断办法。鉴于丙肝母婴传播机会较低,可以考虑阴道分娩和母乳喂养。HCV 感染经过抗病毒治疗可以达到清除或持续抑制体内的 HCV，因此，孕前常规行抗 HCV 检测，对抗 HCV 阳性者进一步进行肝功能和 HCV RNA 的检测，如果 HCV RNA 阳性，尤其是 ALT 异常者，建议先进行抗病毒治疗，待干扰素和利巴韦林停药半年后再怀孕。这不仅有利于早期发现 HCV 感染者，早期治疗可达到较好疗效，而且在治疗后妊娠可明显降低 HCV 母婴传播的风险。

（五）丁型肝炎的母婴传播

丁型肝炎的母婴传播方式与 HBV 基本相同，与 HBV 对比 HDV 的围生期传播少见，可与 HBV 同时感染或在乙型肝炎基础上重叠感染，妊娠后期患丁型肝炎，围生期传播危险性最大。

（六）妊娠期戊型肝炎的母婴传播

妊娠期戊型肝炎的母婴传播其传播途径及临床表现类似甲型肝炎，对戊肝母婴传播研究较少，尚未发现母婴传播。

第五节　慢性乙型肝炎核苷（酸）类似物治疗的耐药管理

核苷（酸）类似物的出现为抗 HBV 治疗提供了新的手段。目前可供临床应用的抗 HBV 核苷（酸）类似物包括拉米夫定（LAM）、阿德福韦酯（ADV）、恩替卡韦（ETV）、替比夫定（LdT）和替诺福韦酯（TDF）。该类药物为逆转录酶抑制剂，可抑制 HBV DNA 复制，但对细胞核内静止的 HBV cccDNA 无直接抑制作用，故很难彻底清除患者体内的 HBV。加之 HBV DNA 聚合酶缺乏校正功能，患者体内的 HBV 以准种状态存在；随着用药时间的延长，在核苷（酸）类似物的选择压力下，耐药变异病毒株逐渐成为优势株，从而影响疗效。随着对慢性乙型肝炎抗病毒治疗临床研究的不断深入，耐药变异已成为核苷（酸）类似物长期应用的最大障碍，只有充分重视 HBV 耐药的管理，才能更有效地贯彻长期抗病毒治疗的方针。

一、核苷（酸）类似物耐药的基本知识

（一）HBV 耐药变异位点的命名方法及常见耐药变异位点

2001 年 Stuyverg 提议将 HBV 耐药变异统一从逆转录酶区的第一个氨基酸数起并加前缀 rt（例如，拉米夫定常见耐药变异 rtM204V 就是指逆转录酶区第 204 位氨基酸由"蛋氨酸（M）"变异为"亮氨酸（V）"）。目前，该命名方法已得到学术界的广泛认可。几种核苷（酸）类似物耐药变异的位点见表 5-1。

表 5-1　常见耐药变异位点

HBV 聚合酶 RT 区变异位点	药物敏感性*				
	LAM	LdT	ETV	ADV	TDF
野生型	S	S	S	S	S
M204V/I	R	R	I	S	S
L180M＋M204V/I	R	R	I	S	S
A181T/V	I/R	R	S	R	I
N236T	S	S	S	R	I
L180M＋M204V/I±I169T±V173L±M250V	R	R	S	S	S
L180M＋M204V/I±T184G±S202I/G	R	R	R	S	S

注:S:敏感,I:中等或敏感性降低,R:耐药

(二)几种核苷(酸)类似物的耐药发生率

1. LAM 治疗伴有较高的耐药发生率,根据已公布的 LAM 初治患者(指未用过核苷类抗 HBV 药物者)的关键性临床试验数据计算的 1～5 年累积耐药发生率分别为 24%、38%、49%、67% 与 70%。

2. ADV 治疗耐药发生率比拉米夫定低,70 例 HBeAg 阴性 CHB 经 ADV 治疗 5 年,第 1、2、3、4 和 5 年用测序法检测基因型耐药性分别为 0%、3%、11%、18% 和 29%。

3. 恩替卡韦对初治患者很少发生耐药,根据已公布 ETV 治疗核苷(酸)类似物初治患者的关键性临床试验数据计算的 1～6 年累积耐药发生率分别为 0.2%、0.5%、1.2%、1.2% 与 1.2%。产生 ETV 耐药性的先决条件是需要有 LAM 耐药变异(rtM204I/V/S±rtL180M)的存在。在拉米夫定治疗失败后单用 ETV 序贯治疗的 141 例患者中,1 年和 2 年的基因型耐药率分别为 7% 和 16%,病毒学反弹发生率为 1% 和 10%,较 ETV 初治患者明显升高。

4. 用替比夫定治疗 2 年,HBeAg 阳性和阴性患者的耐药变异发生率分别为 21.6% 和 8.6%。

5. TDF 的Ⅲ期临床试验结果显示,426 例慢性乙型肝炎患者应用该药治疗 144 周时,34 例(8%)HBV DNA≥400 拷贝/ml,但均未检测到相关的耐药位点突变。然而实验室研究发现,ADV 耐药病毒株(A181V 或 N236T)对 TDF 的体外敏感性降低。

(三)HBV 耐药变异的临床表现及危害

HBV 耐药变异的临床过程可分为三个阶段:应答阶段、基因型耐药和临

床耐药。采用核苷(酸)类似物治疗后 HBV DNA 迅速下降,继之 ALT 亦下降,此为应答阶段;此后在药物选择性作用下,野毒株得到了控制,而突变株逐渐成为优势株,此时用敏感的方法可以检测到突变株,但无明显临床表现,为基因型耐药阶段;继之血清 HBV DNA 水平出现突破和反跳,而后 ALT 水平突破和反弹,称为临床耐药(图 5-1)。

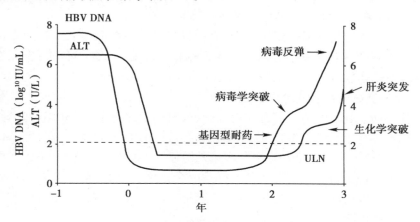

图 5-1 HBV 耐药变异的临床经过

耐药变异的出现会影响 CHB 患者的预后。多项研究表明采用 LAM 治疗的慢性乙型肝炎患者出现病毒学突破后,不同个体的临床表现轻重不一,部分患者表现为静默状态,无明显肝脏损害,部分患者可出现 ALT 的上升,呈肝炎的再发作,少数患者可引起急剧病情恶化,导致肝衰竭。

二、核苷(酸)类似物的耐药管理

(一) 了解 HBV 耐药变异的早期预测因素

开始核苷(酸)类似物治疗前或治疗过程中如能早期评估病人出现耐药的可能性和风险,从而预测耐药变异的产生,将有利于提高 HBV 抗病毒治疗的效果,减少耐药变异的发生。

多种因素可与 HBV 对核苷(酸)类似物耐药发生几率相关,包括应用核苷(酸)类似物种类、初始治疗时 HBV DNA 载量、有肝纤维化/肝硬化基础、曾接受过核苷(酸)类似物抗病毒治疗等。此外,男性患者、体重指数高及酗酒等也是抗病毒治疗中易发生耐药变异的高危因素。但是,越来越多的研究提示早期病毒学应答情况是预测耐药发生率的重要指标。

(二) 合理选择核苷(酸)类药物的适应证

对免疫耐受期或非活动期 HBV 感染者,尤其是年龄较轻者,如不需要接受免疫抑制剂或化疗药物治疗,则不建议应用核苷(酸)类似物。

（三）合理选择抗病毒治疗方案

治疗方案建议参考中国《慢性乙型肝炎防治指南》；对有抗病毒治疗适应证的患者，若选用核苷（酸）类似物，尽量选抗病毒作用强、耐药变异发生率低的药物；同时，一定要了解既往抗病毒治疗情况，包括核苷（酸）类似物应用情况、治疗应答情况及耐药变异情况，以便选择无交叉耐药的药物治疗。此外，应尽量避免单药序贯治疗，以免多药物耐药的发生。

如不具备应用强效低耐药核苷（酸）类似物的条件，初始联合抗病毒治疗或可延缓耐药变异的发生。由于临床证据相对不足，是否所有的 CHB 患者都应采取初始联合治疗的策略，还存在不同的意见和争论。

（四）提高患者的诊治依从性

核苷（酸）类似物的疗程目前尚难确定，对于治疗前 HBeAg 阳性患者，其治疗终点可暂定为发生 HBeAg 血清转换后 48 周；对于 HBeAg 阴性患者，有些指南认为，当间隔 6 个月检测 3 次结果均显示 HBV-DNA 检测不到时可停药。可见慢性乙型肝炎的抗病毒治疗是一个长期的过程，治疗方案一旦确定且早期应答令人满意时，应鼓励患者长期治疗，切忌在尚未达到治疗终点时随意停用或换用药物。

在应用核苷（酸）类似物进行抗病毒治疗期间，要反复强调遵医嘱按时、足量服药。对临床试验数据分析表明，超过 30% 的病毒学突破是由于患者依从性差的原因造成。在任何情况下，逐步减量的用药方案都是错误的，将显著提高耐药风险。

（五）规范监测 HBV DNA 与基因型耐药，及时调整治疗方案

HBV DNA 载量是应用核苷（酸）类似物抗病毒治疗过程中耐药监测的最重要指标。治疗期间应定期检测 HBV DNA 水平。大量临床试验数据表明，早期病毒学应答情况是预测耐药发生率的重要指标，因此，APASL 与 EASL 指南均建议根据核苷（酸）类似物抗 HBV 的早期病毒学应答情况来调整治疗方案，以提高疗效，降低耐药发生率。再者，HBV-DNA 检测对于发现治疗失败至关重要，依从性好的患者发生病毒学突破与病毒耐药相关，一旦耐药，应启动合适的挽救疗法。

尽管现有指南均未推荐将基因型耐药检测作为核苷（酸）类似物抗病毒治疗常规检测，但对于核苷（酸）类似物治疗过程中出现病毒学突破的患者应尽可能进行基因型耐药检测；对于核苷（酸）类似物治疗过程中有指征的患者要及时进行基因型耐药检测；一般不主张对初治患者进行基因型耐药检测，除非有明确证据表明初治患者感染 HBV 来自于接受核苷（酸）类似物抗病毒治疗患者。

（六）HBV 耐药变异的挽救治疗

对于核苷（酸）类似物耐药者，尤其是失代偿期肝硬化患者，需及早进行挽救治疗。通常病毒学突破先于生物化学突破，在生物化学突破前进行挽救治疗可使患者免于发生肝炎突发、肝病恶化。为了降低多重耐药变异株产生的风险，加用无交叉耐药的第二种药物是优先选择的有效策略。如无禁忌证，亦可选用 IFNα 或 PEG-IFNα。建议在有经验的专科医师指导下调整方案。

挽救治疗的具体方案推荐如下：

1. LAM 耐药　加用 ADV 或 TDF。

2. ADV 耐药　加用 LAM、ETV 或 LdT。

3. LdT 耐药　加用 ADV 或 TDF。

4. ETV 耐药　加用 ADV 或 TDF。

5. TDF 耐药　目前尚无 TDF 耐药的资料。推荐在专业实验室进行基因型和表型耐药变异检测以确定其交叉耐药特征。理论上可加用 ETV、LdT 或 LAM 联合治疗。

第六节　慢性丙型肝炎抗病毒治疗不良反应的管理

慢性丙型肝炎抗病毒的基本治疗方案为干扰素 α 联合利巴韦林治疗，干扰素包括普通干扰素 α 和聚乙二醇化干扰素 α。由于治疗疗程较长，部分患者在治疗中或治疗后出现一些不良反应，因此，在抗病毒治疗前和治疗中、治疗后均应进行规范的随访及管理。

一、治疗前的病情评估以及与患者的充分沟通

一般而言，只有血清 HCV RNA 阳性的慢性丙型肝炎患者才需要抗病毒治疗。治疗之前，应先评估病情，是否存在干扰素以及利巴韦林的禁忌证。

干扰素治疗的绝对禁忌证包括：妊娠、精神病史（如严重抑郁症）、未能控制的癫痫、未戒断的酗酒或吸毒者、未经控制的自身免疫性疾病、失代偿期肝硬化、有症状的心脏病、治疗前中性粒细胞计数$<1.0\times10^9/L$ 和（或）血小板计数$<50\times10^9/L$。相对禁忌证包括：甲状腺疾病、视网膜病、银屑病、既往抑郁症史，未控制的糖尿病、高血压。

利巴韦林的绝对禁忌证包括妊娠、严重心脏病、肾功能不全、血红蛋白病、血红蛋白$<80g/L$。相对禁忌证则包括未经控制的高血压、冠心病、血红蛋白$<100g/L$。

患者的依从性是影响疗效的一个重要因素。医生应在治疗开始前向患者详细解释慢性丙型肝炎的自然病程，并说明抗病毒治疗的必要性、现有抗病毒

治疗的疗程、疗效及所需的费用等。还应向患者详细介绍药物的不良反应及其预防和减轻的方法，以及定期来医院检查的重要性，并多给患者关心、安慰和鼓励，以取得患者的积极配合，提高依从性，从而提高疗效。

二、治疗期间的常见不良反应及处理方法

（一）干扰素 α 的主要不良反应

包括流感样症状、骨髓抑制、精神异常、甲状腺疾病、食欲减退、体重减轻、腹泻、皮疹、脱发和注射部位无菌性炎症等。

1. 流感样症状　表现为发热、寒战、头痛、肌肉酸痛、乏力等，可在睡前注射，或在注射同时服用非甾体类抗炎镇痛药，以减轻流感样症状。如果体温在 38.5℃ 以下，可采用物理降温。降温时还应多饮水，补充足够的液体，以免体液流失；及时更换衣服，避免着凉。随疗程继续，此类症状一般会逐渐减轻或消失。

2. 外周血白细胞和血小板一过性减少　如中性粒细胞绝对数≤0.75×10^9/L，血小板<50×10^9/L，应降低干扰素剂量，并 1～2 周后复查，如恢复，则逐渐增加至原量。如中性粒细胞绝对数≤0.5×10^9/L，血小板<30×10^9/L，则应停药。治疗期间中性粒细胞、血小板轻度降低者，可加用口服升白细胞药物（如利血生、升白胺、氨肽素等）；对于中性粒细胞明显降低者，可用粒细胞集落刺激因子（G-CSF）或粒细胞巨噬细胞集落刺激因子（GM-CSF）治疗。在饮食上要指导患者加强营养，多食红枣、花生、赤豆、阿胶等补血食物。另外，由于机体白细胞、血小板下降，应注意预防感染，防止受凉感冒，作好口腔护理，刷牙动作要轻，减少感染及出血的危险。

3. 消化系统症状　主要表现为腹胀、食欲不振、腹泻、恶心等。可给予吗丁啉、健胃消食片、多酶片等药物对症治疗。并嘱患者饮食宜少量多餐，进低脂低盐、清淡易于消化、含适量蛋白质的食物，使机体保持足够的营养摄入。

4. 注射部位不适　因治疗时间较长，注射次数较多，注射局部可出现硬结、瘙痒、发红、丘疹，更换注射部位及局部热敷后多数患者能得到缓解，一般不会影响患者用药周期及疗程。

5. 精神异常　可表现为抑郁、妄想症、重度焦虑和精神病。其中抑郁是干扰素治疗过程中常见的不良反应，症状可从烦躁不安到严重的抑郁症。因此，使用干扰素之前应评估患者的精神状况，治疗过程中也要密切观察。抗抑郁药可缓解此类不良反应。对症状严重者，应及时停用干扰素。

6. IFN α 可诱导自身抗体的产生　包括抗甲状腺抗体、抗核抗体和抗胰岛素抗体。多数情况下无明显临床表现，部分患者可出现甲状腺疾病（甲状腺功能减退或亢进）、糖尿病、血小板减少、溶血性贫血、银屑病、白斑、类风湿关

节炎和系统性红斑狼疮样综合征等,严重者应停药。

7. 其他少见的不良反应 包括肾脏损害(间质性肾炎,肾病综合征和急性肾衰竭等)、心血管并发症(心律失常、缺血性心脏病和心肌病等)、视网膜病变、听力下降和间质性肺炎等,发生上述反应时,应停止治疗。

(二)利巴韦林的主要不良反应

1. 溶血性贫血 需定期做血液学检测,包括血红蛋白、红细胞计数和网织红细胞计数。肾功能不全患者可出现严重溶血,应禁用利巴韦林。当 Hb 降至≤100g/L 时应减量,Hb≤80g/L 时应停药。

2. 致畸性 男女患者在治疗期间及停药后 6 个月内均应采取避孕措施。

3. 其他不良反应 利巴韦林可引起恶心、皮肤干燥、瘙痒、咳嗽,可对症处理。利巴韦林还可引起高尿酸血症,一般停药后即可恢复。

三、接受抗病毒治疗患者的随访监测

(一)治疗前监测项目

治疗前应检测肝肾功能、血常规、甲状腺功能、自身免疫抗体、血糖及尿常规、腹部超声。

(二)血常规

开始治疗后的第 1 个月应每周检查 1 次血常规,以后每个月检查 1 次直至 6 个月,然后每 3 个月检查 1 次。

(三)生化学检测

治疗期间每个月检查 ALT,治疗结束后 6 个月内每 2 个月检测 1 次。即使患者 HCV 未能清除,也应定期复查 ALT。

(四)病毒学检查

治疗 1 个月、3 个月、6 个月时测定 HCV RNA;在治疗结束时及结束后 6 个月也应检测 HCV RNA。

(五)不良反应的监测

所有患者在治疗过程中每 6 个月、治疗结束后每 3~6 个月检测甲状腺功能,如治疗前就已存在甲状腺功能异常,则应每月检查甲状腺功能。对于老年患者,治疗前应做心电图检查和心功能判断。应定期评估精神状态,尤其是对表现有明显抑郁症和有自杀倾向的患者。应停药并密切防护。

第六章 慢性病毒性肝炎患者的社区随访管理

第一节 慢性病毒性肝炎患者的社区随访方法

鉴于目前社区卫生服务机构的实际情况,一旦发现慢性乙肝病毒和丙型肝炎病毒感染者,最好建议其到专科医院进行全面检查,充分评估病情,制定治疗方案,经专科医院判断病情稳定者,再制定随访方案转至社区卫生服务机构。而社区医务人员的随访方法及随访内容,主要包括健康宣教、提醒患者规律服药、对病情的变化及时评估、联系专科医院的转诊等。

一、重视健康宣教

社区医生应从日常生活的角度教育慢性病毒性肝炎患者,养成健康的生活习惯,为患者开具健康处方。

(一) 合理膳食

社区医生应询问患者饮食习惯,了解膳食是否合理、热卡是否合适、营养素是否均衡、盐摄入是否科学,并结合患者所处的疾病状况,提出改进意见。每日饮食具体建议如下:以谷类为主,食用量在 300～500g,注意粗细搭配;新鲜蔬菜尤其是深色蔬菜或绿叶蔬菜 400～500g,水果 100～200g;豆类及豆制品 50～100g;牛奶 250ml 或酸奶 1 瓶;肉、禽类 50～100g,不宜多吃动物内脏;蛋类每天不超过 1 个(因为胆固醇含量较高);食用油 25g,植物油为主,此外每周可进食鱼类 1～2 次,每次 150～200g,糖果糕点不宜多吃。总之早中晚三餐的能量分别占总能量的 30%、40%、30%。对于超重或肥胖的慢性肝炎患者,应根据原来的饮食情况,适当减少谷类及高热量食物的摄入。对于肝硬化患者,要强调饮食对并发症的影响,如食盐每日 6g 以下,对预防和控制腹水、高血压病都有益处;对于肝性脑病患者,应限制蛋白质的摄入;对于食道胃底静脉曲张的患者,应避免粗糙、坚硬食物,并养成细嚼慢咽的习惯。

(二) 劳逸结合

由专科医院下转至社区随访的慢性病毒性肝炎患者,大多处于稳定期,宜适当运动,保持合适的体重,提高机体免疫功能,预防脂肪肝的形成。可采用"1、3、5、7 方案",即每天至少活动 1 次,每次至少活动 30min,每周至少活动 5 天,活动后心率要超过 170 次/分钟。运动项目及锻炼强度因人而异,以运动后不出现疲劳或明显不适为度,并遵守循序渐进、量力而行、持之以恒的原则。

(三)戒酒忌烟

饮酒伤肝是人所共知的健康常识,对慢性病毒性肝炎患者而言,饮酒更易加重肝脏损害,加速疾病进展。但患者往往在社交场合一时冲动,将这些常识抛到脑后。社区医务人员在随访时应不厌其烦地强调戒酒的重要性,反复敲警钟,并提醒大量饮酒者及时复查肝功。烟草是肺部疾病、心脑血管疾病的重要危险因素,对肝脏疾病的影响目前尚缺乏循证医学证据,但慢性病毒性肝炎患者合并心脑血管疾病并不少见,因此,也应忌烟。

二、提醒患者规律服药

一般而言,下转至社区的慢性病毒性肝炎、肝硬化患者均已在专科医院进行了规范的诊断和治疗,常见的治疗用药包括抗病毒药物、保肝降酶药物、抗纤维化药物、免疫调节药物。由于 HBV 感染的长期性,部分慢性乙肝患者需要长期、肝硬化患者甚至需要终生治疗。慢性丙型肝炎患者干扰素联合利巴韦林抗病毒需要严格注意观察不良反应。因此,社区医生随访时要做到提醒患者坚持服药,并观察常见药物的不良反应,及时发现问题,按流程转诊。表 6-1 是常见药物的使用注意事项,建议社区医生熟练掌握。

表 6-1　常见药物不良反应及使用注意事项

药效	药物	注意事项
保肝	甘草酸制剂	可有高血压、低血钾、水肿
	双环醇	需逐渐减量
	熊去氧胆酸	严重肝功不全、胆道完全梗阻禁用
	腺苷蛋氨酸	需整片吞服
抗病毒	干扰素	可有流感样症状、食欲下降、脱发、骨髓抑制、抑郁
	利巴韦林	常见贫血
	拉米夫定	需长期用药及定期监测密切关注耐药
	阿德福韦酯	需长期用药及定期监测耐药,定期监测血肌酐和血磷
	恩替卡韦	需长期用药及定期监测耐药
	替比夫定	需长期用药及定期监测关注耐药,定期监测血清磷酸肌酸激酶

续表

药效	药物	注意事项
抗纤维化	复方鳖甲软肝片	转氨酶 80U/L 以上和黄疸者慎用
	扶正化瘀胶囊	湿热盛者慎用
	大黄䗪虫丸	大便稀溏患者慎用
免疫调节	胸腺五肽	肌肉注射，对本品过敏者禁用
	注射用胸腺肽 α1	皮下注射，储存于 2℃～8℃

三、及时评估病情变化

社区医生在随访肝炎肝硬化患者时，应进行肝病相关症状的问诊及体格检查，对病情做出评估，如果病情稳定，应每 3 个月回到专科医院复诊，如果出现紧急情况或病情波动，应联系专科医院及时上转。

（一）问诊内容

询问患者是否有明显乏力、食欲下降、厌油、恶心、呕吐、小便颜色深黄，如果有，及时复查肝功；询问患者是否有腹胀、排尿减少、双下肢水肿，如果有，及时复查 B 超明确有无腹水；询问患者是否有肝区疼痛、消瘦，如有，及时复查 B 超、AFP 明确有无肝占位；询问患者是否有黑便或血便，警惕上消化道出血；观察患者是否有反应迟钝、计算力定向力下降，警惕肝性脑病。如果不除外上消化道出血或肝性脑病等情况，应在紧急处理后立即联系上转专科医院。

（二）体格检查

观察患者面色是否有慢性肝病面容、巩膜颜色是否黄染，查看有无肝掌、蜘蛛痣、皮肤出血点、瘀斑，检查肝脾触诊情况、腹部压痛反跳痛情况，叩诊移动性浊音是否阳性，检查患者意识是否改变、扑翼征是否阳性，如果出现皮肤巩膜明显黄染、皮肤瘀点明显增多、移动性浊音阳性、腹部压痛反跳痛、意识改变、扑翼征阳性，应紧急处理后尽快转至专科医院进一步治疗。

第二节　临床医师与慢性肝炎患者的沟通技巧

一、医患沟通的重要性

随着生物—心理—社会医学模式转变，现代的医患关系应建立在"以病人为中心"的新型医学模式之上。医生与患者是一对亲密的合作伙伴，他们共同面对的是疾病这一敌人，医患之间不能良好沟通，就难以发现善于伪装的疾病的真相。首先,良好的医患沟通是慢性乙型肝炎和丙型肝炎患者随访管理工作开展的重要前提,社区医生与慢性病毒性肝炎患者之间相互信任、相互尊重的良好关系能显著提高医患之间的合作程度,以及治疗的依从性。其次,融洽的医患沟通是对患者的一种心理和社会支持,临床实践证明治疗效果不仅取决于医生的医学知识及操作技能,同时也取决于医患之间的关系状态。第三,成功的医患沟通可以建立医患之间的和谐关系,减少社会不稳定因素,有利于构建和谐社会。因此,正如世界医学教育联合会《福冈宣言》指出"所有医生必须学会交流和人际关系的技能",社区医生也必须掌握与慢性病毒性肝炎患者的沟通。

二、医患沟通的障碍

沟通的本质是克服障碍的过程。在医疗服务过程中,医患沟通存在许多障碍性因素,比如客观方面、主观方面、运行机制方面等。目前,社区医生对病毒性肝炎诊疗相关知识不足、少数医务人员对病毒性肝炎患者的歧视以及患者对社区卫生服务机构的不信任都构成了医患沟通中的障碍。因此,建立社区医师传染病培训基地,加大培训宣传力度,提高社区医生病毒性肝炎诊疗水平等措施是克服障碍的前提,社区医生应定期接受培训,不断提高病毒性肝炎诊疗水平。

三、医患沟通的技巧

首先要明确一个观念:沟通不仅仅是谈话,沟通是一种艺术,而且体现在日常工作中的每一个瞬间。社区医务人员应当不断学习,掌握"语言艺术"和"沟通技巧",与患者沟通时应本着真心、关心、爱心、耐心、诚心的原则进行,同时应掌握以下技巧:

(一)一个倾听

由于慢性 HBV 感染者病情多迁延不愈,往往终生携带病毒,思想压力极大,因此,应该多听患者说几句,尽量让患者宣泄和倾诉,对自身的症状尽可能做出准确描述。

(二)两个掌握

社区医生应掌握病情、检查结果和治疗情况;掌握医疗费用给患方造成的心理压力。

(三)三个留意

社区医生在与病毒性肝炎患者的沟通过程中,应留意沟通对象的受教育程度、情绪状态及对沟通的感受;留意沟通对象对病情的认知程度和对交流的期望值;留意自身的情绪反应,学会自我控制。

（四）四个避免

由于慢性病毒性肝炎患者往往有自卑心理，因此，应注意避免使用刺激对方情绪的语气、语调、语句；避免压抑对方情绪、刻意改变对方观点；避免过多使用对方不易听懂的专业词汇；避免强求对方立即接受医生的意见和事实。

第三节　慢性病毒性肝炎患者社区随访的注意事项

一、保护患者隐私

按照正常程序，医院或医疗单位在体检过程中发现了新的乙型及丙型肝炎病例应该填写"传染病报告表"，将详细情况上报本地区疾控中心，疾控中心总结每月传染病总体情况，上报国家疾病预防控制中心，之后通过国家卫生部（国家卫生计生委）向全社会发布月度传染病情况。我国《传染病防治法》第12条规定：疾病预防控制机构、医疗机构不得泄露涉及个人隐私的有关信息、资料。肝炎病毒标记物检测结果等信息属于个人隐私，医务人员有保护隐私的责任。

如果发现新的乙肝及丙肝病例，应将实际情况告诉患者本人，并指导其采取正确的方法进行诊疗，从心理和身体两方面给予正确的指导。社区卫生服务机构的预防保健人员在对病毒性肝炎患者进行访视时，要注意保护病人的信息，避免泄露给患者单位、邻居，给患者带来不必要的困扰。

二、消除乙肝歧视

乙型肝炎病毒感染是我国危害很大的传染病，患者人群庞大，因为歧视严重而影响患者的身心健康。2010年2月10日，国家人力资源和社会保障部、教育部、卫生部联合下发了《关于进一步规范入学和就业体检项目，维护乙肝表面抗原携带者入学和就业权利的通知》，明确要求在入学、就业体检中不得进行任何涉及乙肝病毒感染标志物的检查，包括乙肝五项和HBV DNA检测等，以保障乙肝表面抗原携带者入学和就业两方面的权利。取消乙肝检测，这是中国在消除"乙肝歧视"上迈出的一大步，但一些人包括极少数医务人员对乙型肝炎患者的偏见根深蒂固，真正告别这种歧视仍需付出巨大的努力，这其中的关键是乙肝知识的普及和政策的贯彻落实。例如，以往社区医生接诊乙型肝炎患者时由于担心传染特意戴上手套、口罩，少数医务人员还流露出"避之唯恐不及"的表情，往往会让病人感到不愉快、受歧视，经过乙肝诊疗知识培训之后，社区医生就会明白，HBV主要通过血液传播，不会通过呼吸道或皮肤接触等传染，手套、口罩这些措施实际上是不必要的。因此，消除乙肝歧视，对于社区医务人员而言,应从我做起,从身边做起。

三、重视心理疏导

很多慢性病毒性肝炎患者,尤其是慢性乙肝患者由于对肝硬化和肝癌过分忧虑恐惧,加之来自社会、家庭、亲朋好友的疏远、歧视,令他们自卑、情绪低落。有些人还盲目轻信广告,四处求医乱用药,不但疗效不好,花费钱财,反而越治越重,进而增加心理压力。另外,由于每位患者对疾病治疗效果的期望值不同,很可能在治疗的过程中出现情绪和思想上的波动,或者因暂时的药物不良反应失去对抗疾病的信心。以上负性情绪会加剧乙型肝炎病情的波动,严重影响康复,而积极乐观的心态则有利于病情的恢复。社区医生应态度和蔼、语言亲切、多安慰、多鼓励,及时疏导解除乙肝患者的心理顾虑;可以结合不同文化水平、家庭背景、性格特征等采取针对性的基本知识点和侧重点的讲解;也可以通过了解家庭对疾病态度的方式来关怀病人,提高患者和家属对疾病危害性的认识;还可鼓励患者积极参与社交活动,选择适合自己的文体活动,提高生活质量。最终,良好的心态会帮助慢性乙肝患者作好打"持久战"的心理准备,帮助慢性丙肝患者作好"攻坚战"的心理准备,降低抗病毒药物的不良反应,积极配合专科医院制定的治疗方案并取得更好的疗效。

第七章 慢性病毒性肝炎患者的双向转诊

第一节 专科医院与社区医院双向转诊的规章制度

为了保障慢性病毒性肝炎社区-专科双向转诊这一探索性工作的顺利开展,首先必须制定和建立双向转诊的相关规章制度,使这一工作和工作中的各环节规范化制度化。

一、双向转诊的目的和意义

慢性病毒性肝炎分为乙型和丙型,临床经过分为不同的阶段,各阶段的表现不同形成不同的疾病谱,治疗、随访、监测病情变化、自我保健是一项长期的任务。对慢性病毒性肝炎患者,在疾病的不同阶段,试行社区-专科医院双向转诊模式,能够使医疗资源得到更合理的应用,在专科医院与社区卫生服务中心之间形成业务联动、优势互补、疾病诊治连续化管理的机制,解决群众看病难、看病贵的问题。

二、双向转诊的实施与推广

(一)建立组织机构

成立双向转诊工作办公室,专人负责双向转诊的相关工作。社区医院和专科医院要建立协作关系,签订双向转诊协议书,明确双方的责任和权利,建立例会制度,加强信息沟通,及时解决工作中的问题,定期进行汇总、评估和考核。逐步完善双向转诊工作。

(二)建立规范转诊的技术流程

由专家组讨论制定,包括转入转出的标准,管理要求,联络方式等,实施方案要求结合临床实际,具有可操作性,并在运行中不断完善和修订。

(三)运行前的分级培训

对临床医师进行转诊方案和技术流程的培训,使临床医师明确双向转诊的目的和意义,掌握双向转诊的指征,熟悉转诊的技术流程。

(四)保障运行通畅

开放双向转诊的绿色通道,设立联系电话,对社区转来的住院患者除免收挂号费外,实行预约门诊、检查和安排住院等。对下转的病人,提前联系社区中心,安排妥后续治疗及复查随访计划。

(五)坚持资源共享

有效建立病人资料互通、治疗方案互用、诊治结果互明的上下转诊渠道,不做不必要的重复检查,降低病人的费用。

(六)医疗管理的连续性

坚持连续管理的原则,社区医生要熟悉转诊医院的基本情况、专家特长、常用检查项目等,对上转病人要完整填写双向转诊单,注明初步诊断、患者病史、诊治情况,说明转诊原因。社区卫生服务中心对接诊的急危重症患者,要采取必要的急救措施,并及时通知急救中心进行转送,同时负责通知上转医院作好接诊及抢救准备工作。

专科医院在下转病人时也要完整填写双向转诊单,注明初步诊断、患者病史及诊治情况、说明转诊原因,要提前通知对口社区卫生服务中心,提供下转病人有关资料和康复治疗注意事项,并指导社区卫生服务中心后续治疗和康复工作,确保诊疗服务的连续性。

第二节 专科医院与社区医院双向转诊的试行标准

在高血压、糖尿病等慢性疾病的诊治中已有相对较成熟的慢性病管理模式,但对慢性病毒性肝炎患者缺乏有效的诊疗管理,目前尚无成熟的经验可借鉴。双向转诊标准亦无有关部门的文件参照执行。以传染病专科医院和社区基层医院共同管理慢性肝炎患者的诊治尚属全新模式。我们必须遵循传染病法规,对急性传染性肝炎和慢性肝炎活动期患者需要在传染病专科医院治疗,病情稳定阶段可以在社区随访观察。北京市地坛医院对此提出的双向转诊试行标准供参考,尚有待完善修改,在试行后为今后国家制定标准提供依据。

一、慢性乙型肝炎的双向转诊标准

乙型肝炎的临床经过分为不同的阶段,各阶段的表现不同形成不同的疾病谱,根据不同的阶段制定相应的转诊标准。

(一)HBV 携带者的双向转诊标准

1. HBV 携带者的诊断标准　HBV 携带者分为慢性 HBV 携带者和非活

动性 HBsAg 携带者:前者血清 HBsAg 和 HBV DNA 阳性,HBeAg 或抗-HBe 阳性,1 年内连续随访 3 次以上,血清 ALT 和 AST 均在正常范围,肝组织学检查一般无明显异常。后者血清 HBsAg 阳性、HBeAg 阴性、抗-HBe 阳性或阴性,HBV DNA 检测不到(PCR 法)或低于最低检测限,1 年内连续随访 3 次以上,ALT 均在正常范围。肝组织学检查显示:Knodell 肝炎活动指数(HAI)<4 或其他的半定量计分系统病变轻微。

2. HBV 携带者上转标准(社区→专科)

(1)初次就诊,需要确诊和制定随访计划者;

(2)随访过程中出现肝功异常,病情反复者;

(3)超声或其他辅助检查提示疾病进展或 AFP 进行性升高者;

(4)HBV DNA 高水平复制,肝功正常,需要肝穿刺明确病情者;特别是有乙肝肝硬化、肝癌家族史,年龄>35 岁的男性患者。

(5)随访每半年或一年,需要在专科医院进行一次全面检查的患者。

3. HBV 携带者下转标准(专科→社区)HBV 携带者诊断明确,肝功生化指标正常,HBV DNA 阴性或阳性,B 超无明显异常者。根据检查结果对目前肝病程度已进行了系统评估,并制定了监测随访方案者。

(二)慢性乙肝双向转诊标准

慢性乙型肝炎根据肝损伤的程度可分为轻度、中度、重度,疾病可有稳定期和活动期,初诊患者应在专科医院进行全面系统的检查,评估肝脏病变程度,确定治疗方案,之后可转至社区医院,在专科医师指导下,按照制定方案继续治疗进行随访。

1. 慢性乙肝上转指征(社区→专科)

(1)初次就诊,需要全面检查评估、确定诊断和制定治疗随访计划者;

(2)在社区管理和治疗已 3 个月的患者,为了解病情变化调整治疗方案,上转到专科医院进行一次随访复查者;

(3)社区治疗随访过程中,出现肝功异常病情反复者;

(4)超声或其他辅助检查提示疾病进展或 AFP 进行性升高者;

(5)出现治疗用药的严重副作用者;

(6)抗病毒治疗效果不理想,需要调整下一步治疗及随访方案者。

2. 慢性乙肝下转标准(专科→社区)　慢性乙型肝炎初诊患者在专科医院进行全面检查,包括:肝功生化、乙肝五项、HBV DNA、甲胎蛋白、腹部超声等,根据检查结果,评估肝脏病变程度。

(1)稳定期慢性乙肝患者:肝功生化指标基本正常,HBV DNA 持续<5×10^2copies/ml,转至社区医院定期随访观察;

(2)进展期慢性乙肝患者:肝功异常,HBV DNA 阳性者,给予保肝及抗病毒治疗,病情稳定后可根据病人意愿转至社区医院继续治疗随访。在治疗中需要密切观察的项目包括肝肾功能、血常规等较简单指标。定期到专科医院复查评估疗效。医院与社区共同管理此类患者。

（三）乙型肝炎肝硬化双向转诊标准

乙型肝炎肝硬化根据疾病的不同程度或 Child-Pugh 分级,可分为代偿期肝硬化和失代偿期肝硬化。在失代偿期肝硬化的基础上,可能会出现多种并发症,常见的并发症有:腹水、腹腔感染、消化道出血、肝性脑病、电解质紊乱和肝肾综合征等,无论是代偿期肝硬化或失代偿期肝硬化,疾病过程中均有稳定缓解期和活动复发期。在疾病活动期或出现明显并发症时,应在专科医院进行治疗。在病情稳定或并发症基本得到控制的情况下,仍建议以专科医院复诊为主,同时可与社区医院保持密切联系,接受健康宣教及康复咨询,巩固疗效,一旦病情发生变化,可以就近得到及时救治,并可由社区联系专科医院上转。

1. 代偿期肝硬化双向转诊指征

（1）代偿期肝硬化上转指征（社区→专科）

1）初次就诊,需要全面检查评估、确定诊断和制定治疗随访计划者;

2）病情平稳的患者,一般 2～3 个月上转专科医院复查;

3）超声或其他辅助检查提示疾病进展或 AFP 进行性升高者;

4）出现肝脏炎症活动,肝功异常者;

5）出现肝硬化的相关并发症如腹水、消化道出血、肝性脑病等患者;

6）正在进行抗病毒治疗,出现药物不良反应者。

（2）代偿期肝硬化下转标准（专科→社区）:患者首先在专科医院进行全面检查,包括:肝功生化、乙肝五项、HBV DNA 甲胎蛋白、超声等,必要时可行肝穿刺病理检查。根据检查结果,对肝硬化的程度作出明确诊断和评估。根据检查结果制定出完善的治疗及随访方案,预测可能出现的并发症并为社区医师制定相应的预防措施。

1）活动性肝硬化者:肝功生化指标异常或伴有 HBV DNA 阳性者,在专科医院保肝治疗及抗病毒治疗,病情稳定进入静止期后,转至社区医院维持治疗巩固疗效。但需要定期到医院复查。

2）静止期肝硬化者:肝功生化指标正常,HBV DNA 阴性,病情平稳,在社区短期随访,并对患者健康教育,督促病人定期到专科医院检查病情并遵医嘱服药。

2. 失代偿期肝硬化双向转诊标准　失代偿期肝硬化病情较严重,需要有专科医师长期的严格规范治疗。病情稳定阶段,并发症得以控制或缓解时,可以在社区医师积极配合下协助随访,帮助督促患者落实预防并发症发生的诊疗管理计划,为此类患者制定建立流畅的绿色就诊通道,一旦出现并发症,患者可以得到及时救治和处理,使患者赢得抢救的机会。

(1)失代偿期肝硬化上转标准(社区→专科)

1)初次就诊,需要全面检查评估、确定诊断和制定治疗随访计划者;

2)出现肝脏炎症活动、肝功异常的肝硬化患者;

3)正在进行抗病毒治疗,出现药物不良反应者;

4)再次出现肝硬化的相关并发症如腹水、消化道出血(黑便、呕血或不明原因的血色素下降)、肝性脑病(行为异常、反应迟钝、嗜睡、计算力定向力障碍)等症状者;

5)肝硬化腹水患者出现严重电解质紊乱、腹腔感染、腹水量增加尿量减少、低蛋白血症、肾功能异常者;

(2)失代偿期肝硬化下转指征(专科→社区):病情稳定患者:诊断明确并已进行肝硬化程度评分者,仍应定期到专科医院诊治,同时可在社区接受健康宣教及康复咨询,由社区医师帮助督促落实预防并发症发生的诊疗管理计划,以巩固疗效。

二、慢性丙型肝炎的双向转诊标准

慢性丙型肝炎多数起病隐匿或无明显临床症状,经常在患者就诊其他疾病时偶然发现,未经有效的抗病毒治疗者,疾病可能缓慢进展,部分患者最终可能发展至肝硬化或肝癌。经过规范的抗病毒治疗的患者,多数可以达到临床治愈的标准。鉴于以上特点,本病的双向转诊标准分为以下两部分。

(一)慢性丙型肝炎的双向转诊标准

慢性丙型肝炎患者只要血清病毒核酸指标(HCV RNA)阳性,无论转氨酶是否升高,只要无干扰素用药禁忌,均应进行规范的抗病毒治疗。由于干扰素副作用较多,需要定期监测相关指标,及时调整药物剂量,并且要根据患者的应答情况确定疗程。故治疗期间应在专科医院进行,由专业医生密切随访观察,社区医生可以协助专科医生督导患者按时用药,监测不良反应。治疗结束后由社区医生随访观察。有干扰素使用禁忌证者,由专科医生制定治疗随访方案,可在社区随访治疗。

1. 慢性丙肝上转指征(社区→专科)

(1)初次发现抗HCV阳性,需要进一步检测HCV RNA以明确诊断者。

(2)化验检测抗HCV阳性,HCV RNA阳性者,需要全面评估肝脏病变程度并进行抗病毒治疗者。

（3）在社区医院进行干扰素注射治疗的患者，出现过敏性皮疹或其他严重不良反应者。

（4）确诊的慢性丙肝患者，因有干扰素使用禁忌证仅采取一般保肝治疗者，在随诊观察中，每 3～6 个月转至专科医院进行一次全面检查并调整随诊治疗方案。

（5）抗病毒治疗结束后的慢性丙肝患者，结束后第 1 年内，每 3 个月转至专科医院，进行 HCV RNA 定量检测，观察是否出现病情复发。1 年后，可以每半年检测 1 次。

2. 慢性丙肝下转指征（专科→社区）

（1）慢性丙肝患者，已确定抗病毒治疗方案，按专科医生医嘱取药。携药品及注射证明转至社区医院按医嘱进行干扰素注射。

（2）慢性丙肝抗病毒治疗结束后，专科医院制定随访观察方案，转至社区随访观察。

（3）慢性丙肝因各种原因不能进行抗病毒治疗者，在专科医院制定治疗与随访方案后，下转至社区随访治疗。

（二）丙型肝炎肝硬化的双向转诊标准

丙型肝炎肝硬化同乙肝肝硬化相似，晚期阶段也会出现肝功能失代偿的表现及各种并发症。如门脉高压、腹水、腹腔感染、低蛋白血症、消化道出血、肝性脑病、电解质紊乱、肝肾综合征等，由于目前尚无任何口服药物可以抑制病毒复制，治疗仅限于对症处理。疾病过程中均有稳定缓解期和活动复发期。在疾病活动期或出现明显并发症时，应在专科医院进行治疗。在病情稳定或并发症基本得到控制的情况下，可转至社区医院继续康复、巩固治疗及短期随访。

1. 丙型肝炎肝硬化上转指征（社区→专科）

（1）初次就诊，需要全面检查评估、确定诊断和制定治疗随访计划者。

（2）到达复诊期限（一般 2～3 个月），需要专科医生全面检查，评估病情，调整治疗随访方案者。

（3）超声或其他辅助检查提示疾病进展或 AFP 进行性升高者。

（4）出现肝脏炎症活动，肝功异常者。

（5）出现肝硬化的相关并发症如腹水、消化道出血、肝性脑病等患者。

2. 丙型肝炎肝硬化下转指征（专科→社区）　病情稳定患者，诊断明确并已进行肝硬化程度评分者，可短期在社区随访，由社区医生帮助督促落实预防并发症发生的诊疗管理计划。

第三节　慢性病毒性肝炎患者双向转诊的流程

一、社区卫生服务中心上转病人流程

(一) 社区医师评估病情及填写转诊单

社区卫生服务中心接诊初次就诊的慢性病毒性肝炎患者,首先进行初步的检查及处理,做出初步诊断,填写双向转诊单,注明初步诊断、转诊目的,作好转出登记记录。

(二) 联系专科医院双向转诊办公室

普通病人电话通知联系,对接诊的急危重症患者,要采取必要的急救措施,并及时通知急救中心进行转送,同时负责通知上转医院作好接诊及抢救准备工作。

(三) 专科医院双向转诊办公室安排接诊

对转入的患者负责预约挂号,向患者提供专家门诊出诊时间、技术专长等信息。作好转入登记记录。对转入的急危重症患者,作好抢救的工作安排。

(四) 专科医师接诊制定治疗方案

患者在专科医院进行全面系统的检查后,由专科医师对目前疾病状况做出评估,制定相关的治疗及随访方案。

二、专科医院下转病人随访流程

(一) 专科医师治疗病人评估病情

经初步治疗病情稳定肝功正常后,由专科医师安排复诊时间,制定随访方案。乙型肝炎需要抗病毒治疗者,初始治疗 3 个月后,无明显副作用,制定后续的方案。

(二) 填写转诊单联系社区卫生服务中心

电话通知患者居住地附近的社区卫生服务中心,联系下转病人,填写双向转诊单,提供诊断证明及书面形式的后续治疗计划、随访计划,作好转出登记记录。

(三) 社区医师接诊随访病人

社区医师接诊随访病情平稳的患者,根据制定的随访方案和计划,进行康复护理及健康宣教,发挥社区管理作用,并帮助病人自我管理。为随访病人安排好定期专科医师复诊,总结病情变化和评价疗效,调整治疗方案。

三、慢性乙肝双向转诊的流程

双向转诊流程见图 7-1。

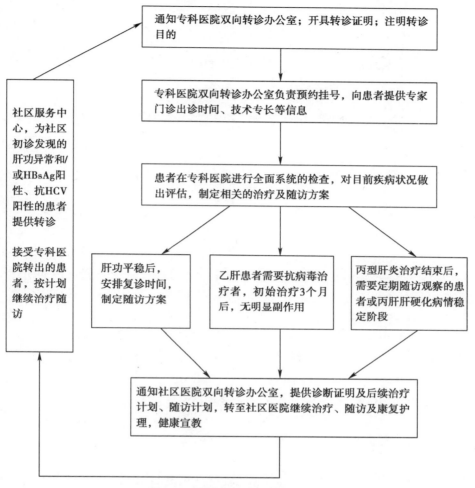

图 7-1 慢性乙肝双向转诊流程图

第八章 慢性病毒性肝炎患者的自我管理

俗话说：久病成医，这一点，对于医务工作者来说体会会很深刻，某些慢性疾病的患者经过长期的诊治过程，越来越善于自我管理，对其疾病的恢复和控制有很大的促进作用。慢性乙型肝炎和慢性丙型肝炎患者的自我管理在整个疾病过程中十分重要，患者自我管理的水平和程度明显地影响到疾病的治疗策略和发生、发展及转归。因此，对"自我管理"的重视不仅仅是要让所有患者明白这个问题的重要性，更应该让所有非肝病科的医务人员懂得其中的重要性，从而才能指导患者进行自我管理，达到监控疾病，积极处理，提高诊治水平，提高生活质量等目的。肝病患者的自我管理内容主要包括以下几个方面：

（1）掌握疾病规律，让患者认清自己的病情。

（2）科学对待疾病，选择正规医院就诊。

（3）良好的依从性，提高治疗效果。

（4）定期随诊及检查，真正做到自我管理。

第一节　慢性病毒性肝炎发展规律的科学认知

一、慢性乙型肝炎疾病的认知

慢性乙型肝炎的疾病进展有较明显的阶段性和规律性，当每位肝病科大夫面对自己的患者时，不仅自己要知道患者处于疾病的哪个阶段，还要让患者自己也明白他（她）处于疾病的哪个阶段和疾病的转归。慢性乙肝病毒携带者、活动性肝炎和肝炎后肝硬化为同一疾病发展过程的不同阶段，各阶段的处理和治疗手段有根本不同，花费也不同。绝大多数携带者是不需要治疗的，此时定期观察和随访十分重要。许多患者在此阶段急于治疗，耗竭有限资金，没有进行有效而根本的治疗，等到疾病发展到进展期肝病和晚期肝病时往往失去了治疗的资金。

典型慢性乙型肝炎的自然史大致分为 3 个时期：①无症状携带状态（免疫耐受期），此期特点是患者无任何不良症状，往往体检时发现乙肝表面抗原阳性，肝功正常，HBV DNA 病毒检测常常较高，但病毒复制过程中并没有造成明显肝脏损害，此期不需要保肝治疗，但是否需要抗病毒治疗应进行肝脏病理检查决定，因为仍有 1/3 的携带者肝活检提示进展性肝炎，这些人群是需要抗病毒治疗的。②免疫清除期，此期表现为肝功反复异常，可有肝炎的消化道不适症状，即为慢性活动性乙型肝炎。此期可持续数年或数十年，患者在此期常常花费大量的资金进行保肝治疗，如果没有进行抗病毒治疗，HBV DNA 持续阳性，病情往往会逐渐进展。此期是进行抗病毒治疗的最佳时期，可以根据患者的各项特征选择抗病毒治疗。③非活动或低复制期，此期 HBV DNA 低于检测下限，肝功正常，肝组织学无明显炎症。此期也不需要治疗，但是部分进入非活动期的患者可能已经是肝硬化，此时需要按肝硬化治疗处理，也有部分患者肝脏病变可再次活动，出现 HBV DNA 阳转甚至 HBeAg 阳转，又进入活动性肝病状态，仍需要抗病毒等治疗。由此可见，无论患者处于慢性乙型肝病的任一时期，定期复查和监测十分重要，为确定治疗方案提供依据。

二、慢性丙型肝炎疾病的认知

　　慢性丙型肝炎相对于慢性乙型肝炎来说，更隐蔽和难发现。因为一般的体检只查肝功，而慢性丙型肝炎肝功正常者较多，某些慢性丙型肝炎患者即使肝功异常，也是轻度异常，往往会误以为脂肪肝或者其他原因的肝损害。如果不做抗 HCV 或者 HCV RNA 的检测，便很难被发现。但慢性丙肝感染 25～30 年以后肝硬化发生率为 5%～25%，HCV 相关肝硬化患者 10 年后肝功能失代偿发生率为 30%，肝细胞癌发生率为 1%～3%。而有效的抗病毒治疗可以改善患者长期生存率与生活质量。最关键的一点在于，慢性丙型肝炎 HCV RNA 阳性的初诊患者，对长效干扰素联合利巴韦林的标准化诊疗方案反应良好。获得 SVR（即持续病毒学应答）的概率达到 60%～70%，换句话说，HCV RNA 阳性的慢性丙型肝炎患者只要抗病毒诊疗方法得当，有超过一半以上的人群能获得治愈的可能，从而极大延缓甚至阻断疾病发展。因此，绝大多数从事肝病诊疗的专业医师认为慢性丙型肝炎 HCV RNA 阳性患者不存在所谓"携带者"，只要病毒复制阳性，有条件诊疗的一定要采取抗病毒诊疗。

第二节　慢性病毒性肝炎患者的正确就诊观

　　慢性乙型肝炎是一种慢性病，不可能在数天数月甚至数年内治愈，医师一定要在工作中向患者灌输与疾病长期斗争的概念,坚持随访和就诊,随时了解自己病情变化,千万不能迷信江湖游医和一些虚假广告的诱惑,也不要被周边一些"特例"和"个案"所迷惑。一些"迅速阴转"的个案往往是急性乙型肝炎的自然转归,而非"神医"和"秘方"所为。无论非肝病科的医务人员还是患者,都应该知道急性乙型肝炎是一种自限性疾病,是可以 HBsAg 阴转的,这种自然阴转率在 90% 以上,因此,急性乙型肝炎"澳抗"转阴常见。而慢性乙型肝炎表面抗原很难阴转,慢性乙型肝炎的治疗应该是一种规范的、长时间的治疗,实施这种治疗过程应该到专科医院或者综合医院的肝病专科进行规范化的指导和管理。因此,非专科医生和患者一定要以科学的态度对待疾病,摆脱"小广告"和"伪医学"对身心造成的损害。几乎每一位慢性乙型肝炎患者在漫长几十年的求医过程中都会遇到这种"伪医学"的诱惑,因此,患者一定要有科学的态度,切忌"病急乱投医",应该到正规医院就诊。

另外,合理分配医疗资源对患者也十分重要。慢性乙肝的病程时间很长,大多数患者基本是终生在与疾病作斗争,如何将有限经济费用合理使用是需要科学的理论依据的。在发现疾病初期,多数患者往往把转氨酶升高看得过重,却不知道引起转氨酶升高的根本原因是病毒活跃复制所造成的肝损害,因此,把多数医疗资源花费在保肝降酶治疗上,甚至包括某些非肝病专科的医师,在治疗疾病时也往往只采取保肝降酶手段,对抗病毒治疗、免疫调节治疗等根本性的治疗不予重视,直到疾病反反复复发展到晚期,迫切需要抗病毒治疗时,因长期保肝降酶治疗已渐耗竭医疗资源而使有效措施不能充分合理实施。因此,无论是非传染科医师还是患者本人,都要在充分认识疾病发展规律的基础上,掌握治疗的侧重点,抓最主要、最根本的治疗"点",合理分配医疗资源,达到有效治疗目的,控制疾病的进展。

而对于慢性丙型肝炎的患者,切不可以照搬慢性乙型肝炎的诊疗模式,认为肝功正常,即使病毒阳性,也可以不诊疗。或者只是用一些简单的保肝药物治疗。应该是到传染病医院或肝病专科医院的门诊就诊,进行规范的抗病毒治疗。诊疗年龄越小,抗病毒诊疗痊愈的可能性越大,而复发的可能性越小,而预后也越好。此外,对于已经开始抗病毒诊疗的慢性丙型肝炎患者,在第四周、第十二周等进行病毒学检测是判断疗效所必需的。但某些患者在这几个时间点的检测结果出来后,一看 HCV RNA 已阴转,认为病毒已经被清除掉了,就不再继续诊疗下去,导致病毒再次阳性,也给后续治疗造成应答不佳。因此,坚持足够的疗程和保证患者在耐受条件下的药物足够剂量是慢性丙型肝炎患者在抗病毒治疗过程中两个关键问题。这两个问题直接影响治疗效果。

第三节　慢性病毒性肝炎患者依从性的重要意义

一个好的肝病科医师,同时也应该是一名合格的心理科大夫,对于慢性肝病,尤其是慢性病毒性肝炎患者,普遍存在自卑心理,而在社会环境中,也普遍存在歧视病毒性肝炎患者的现象。近些年来屡屡发生的歧视乙肝病毒携带者的社会事件给我们很大的警示作用。

传染病专科医师由于懂得疾病的传染特性及职业防护,能够正确对待行医过程中与患者的接触,而对于非传染科大夫,常常存在防护不当或者过度防护的现象,从而让患者感受到隔阂与冷淡。因此,医护人员在掌握正确的职业防护条件下,应该充分体现自己的爱心和诚心,尽可能走进患者的内心,了解其疾苦和心理障碍,消除患者的焦虑、恐惧心理,鼓励患者与医师建立定期联络制度,对患者提出的各种疾病问题细致耐心解答,从而与其建立良好的医患关系。这种关系一旦建立,患者治疗依从性将会大大提高。

尤其在抗病毒治疗的特殊时期,由于患者的依从性提高,能够主动配合医师观察干扰素的不良反应,能够定期检测肝功能和 HBV DNA 的变化,及时发现核苷类口服抗病毒药物的耐药的发生,及时处理不良反应和调整耐药的治疗方案,对病情的控制十分有利,抗病毒有效率也会有很大的提高,因此,良好的医患沟通,良好的依从性对患者是十分有益的。

这里需要强调的是对于治疗过程中的慢性丙型肝炎患者,依从性一定要好。因为慢性丙型肝炎干扰素联合利巴韦林的不良反应多,尤其是血液造血系统的不良反应多且风险大。因此,通过提高患者的依从性来发现一些严重的但可以控制和避免的不良反应。在达到满意的治疗效果和控制不良反应中找到平衡点,因此,慢性丙型肝炎的抗病毒治疗常常是相对固定专科大夫,及时与大夫沟通交流,不断评判疗效、不良反应及应对措施。应避免频繁更换大夫和治疗方案。更忌不规范的治疗。

第四节　慢性病毒性肝炎患者的自我管理

一、定期就诊及检查

急性肝炎治愈出院的患者第一个月每半月复查 1 次,如 2 次都正常就可以 1～2 月复查 1 次。如检查持续正常,半年后不强调定期复查,但有条件者可以随访 2 年。慢性肝病症状常不易觉察,发生肝硬化及肝癌就诊时往往偏晚。因此,慢性肝病患者应每 3 个月找肝病专科医生进行检查,包括抽血化验和 B 超等检查。对病情进展快速的患者,还要根据医师要求,缩短检查时间周期。

(一) 肝炎活动期的患者

如转氨酶在 200U/L 以下,没有黄疸,可住院或门诊接受治疗。首次就诊时应进行血常规、尿常规、肝功能、凝血功能、肝癌肿瘤标志物、电解质及肾功能、肝炎病毒相关检查,进行腹部超声检查等,最好进行肝穿刺活检全面评价肝脏病变程度。通过上述综合评估,制定保肝及抗病毒治疗方案。然后每2～4 周复查肝功能,每 1 个月复查病毒学指标的变化,3 个月复查 1 次腹部超声。对采用不同抗病毒方案的患者,复查要根据其需要进行。肝功能正常连续 3 个月后按肝炎相对静止对待。如果肝功能超过上述指标或有明显症状,应住院进行诊治。

(二) 肝炎稳定期的患者

首次就诊检查同活动期患者,但要强调的是肝活检对确定诊断和治疗有重要的意义,因肝功能检查不能全面反映肝脏病变的程度,肝功能正常并不意味着患者就肯定处于肝炎静止期。通常的检查周期是每 3 个月复查肝功能,每半年复查腹部超声及病毒学指标、肝癌肿瘤标志物的变化。无症状的乙肝表面抗原携带者每半年复查 1 次。

(三) 肝硬化患者

每月复查血常规、尿常规、肝功能、凝血功能、肝癌肿瘤标志物、电解质及肾功能,3 个月复查腹部超声及肝炎病毒相关检查。每年进行上消化道造影或纤维胃镜检查 1 次。

(四) 抗病毒治疗中的患者

无论是慢性乙肝还是慢性丙型肝炎,抗病毒治疗是最重要的治疗并时间较长,治疗过程中按照抗病毒指南进行相关检测如肝功、肾功、病毒定量、血常规等是十分重要的,可以帮助大夫判断疗效,发现不良反应,因此,相关的检测一定要按大夫医嘱进行,切不可自作主张中断检测或者延长检测间隔时间。

二、自我观察症状变化

(一) 注意先兆症状的发现

如恶心、呕吐、厌油、食欲不振、明显乏力等常常提示肝脏炎症活动。尤其是频繁呕吐、极度乏力和黄疸迅速加深是重型肝炎征兆。反复齿龈出血、皮肤瘀斑、反复鼻出血,说明脾功能亢进、血小板减少、凝血机制障碍,也是肝硬化及重型肝炎的征兆。

(二) 注意大、小便的性状

小便颜色明显变黄如浓茶状,提示可能出现黄疸,尿量观察对于肝硬化患者极为重要,尿量减少常提示可能要发生水肿和腹水。大便颜色变白常提示出现胆道梗阻或肝内胆汁淤积,大便为暗红色或柏油样颜色要警惕消化道出血的可能(尤其是肝硬化患者)。出现腹泻、腹部有下坠感常提示有可能出现腹水及自发性腹膜炎。

(三)注意体重的变化

短期内体重急剧下降、消瘦和右上腹疼痛常提示可能合并肝癌。短期内体重明显增加、腹围增大往往提示肝硬化腹水。

(四)注意情绪、睡眠变化

如果短期内发生情绪变化,与以往性格相反(如不爱说话的变得滔滔不绝)、睡眠倒错、反应迟钝等提示可能出现肝性脑病。另外,对于干扰素抗病毒治疗的慢性乙肝和慢性丙型肝炎患者,要密切观察自己的睡眠和情绪的变化,出现严重失眠及情绪低落、烦躁及时向主治大夫反映此类情况,及时调整药物剂量或停止用药,防止干扰素治疗过程中所引起的罕见不良反应抑郁症的发生。

三、注意自我体征的改变

(一)皮肤及眼睛

眼巩膜或皮肤是否发黄,这是病情加重的标志。面部及眼眶皮肤是否较前晦暗黝黑,常提示肝病加重或肝硬化。发现前胸及面部皮肤上出现红色的不规则像小蜘蛛的东西(蜘蛛痣),腹壁皮肤常出现青色的血管,提示可能进展到肝硬化阶段。

(二)特殊体征

下肢出现浮肿,提示可能出现低蛋白血症,进入肝硬化失代偿期;前臂伸直并上举,手掌打开,让家人观察是否出现扑翼样扇动(像鸟翅膀样扇动),若出现常提示肝性脑病。

通过以上定期检查及对自己症状体征的密切观察,能及时发现肝功异常需要进行抗病毒治疗的慢性乙型肝炎患者,能明确是否进展到肝硬化以及时采取治疗措施,亦能明确肝硬化患者出现了哪种并发症及时对症处理甚至采取一系列预防措施防止并发症的出现,从而避免了在疾病早期无症状时不能及时发现而出现典型症状往往已经到了疾病晚期治疗困难的情况。通过这些自我管理和监测,最终可以达到控制疾病进展、提高治疗效果的目的。

第九章　病毒性肝炎的预防

病毒性肝炎的预防包括控制传染源、切断传播途径和保护易感人群三个方面。急性肝炎控制传染源,隔离患者是重要的预防手段之一,甲、戊型肝炎主要经粪-口途径传播,可按肠道传染病预防,即主要抓好环境卫生和个人卫生,分餐或用公筷,饭前便后要洗手。接种甲型肝炎疫苗,可获得持久的免疫,达到预防目的,目前尚无戊型肝炎疫苗供临床应用。

控制乙型和丙型肝炎的传染源就是积极治疗乙肝和丙型感染者,及时给患者抗病毒治疗,最大程度地控制传染源的传染性,但是由于我国属乙肝高发国家,乙肝病人众多,特别是乙肝病毒携带者更多,而丙型肝炎病毒感染者也有庞大人群,且丙肝感染者大多隐匿,不易发现,因此,控制传染源较为困难;其次是切断传播途径,乙肝的传播途径包括母婴垂直传播、密切接触和血液体液传播,丙型肝炎除母婴和血液传播外,还有透析、静脉吸毒,性接触和破损皮肤黏膜传播,应针对不同传播途径的具体机制采取不同的方法。保护易感人群,针对易感人群注射乙肝疫苗,这是预防乙型肝炎的最有效方法,我国儿童已经实行了免费的乙肝疫苗注射,在部分地区我国儿童的乙肝发病率明显下降,已经和欧美等发达国家相似。但是目前尚无丙型肝炎疫苗供临床应用。

第一节　病毒性肝炎密切接触者的预防

一、乙型肝炎密切接触者的预防

在我们的生活和工作中,常常接触到 HBV 感染者,接触者也常会出现恐慌心理。日常工作或生活接触,如同一办公室工作(包括共用计算机等办公用品)、握手、拥抱、同住一宿舍、同一餐厅用餐和共用厕所等无血液暴露的接触,一般不会传染 HBV。经吸血昆虫(蚊、臭虫等)传播未被证实。

乙型肝炎密切接触的传播主要包括皮肤黏膜的传播和性传播。

严格地说,如果皮肤黏膜是完整无缺的,乙肝病毒很难进入到血液中,大部分的经皮肤黏膜传播是因为皮肤黏膜有损伤,而且同时接触到了含有乙肝病毒的体液,如血液、唾液、精液等;通过使用未经严格消毒的医疗器械、注射器、侵入性诊疗操作和手术导致的乙肝的医源性传播,因此,就诊时一定要到正规的医疗诊所就诊,特别是牙科疾病,拔牙的操作容易导致出血,如果应用卫生消毒不合格的牙科器械很容易导致交叉感染 HBV;静脉内滥用毒品也是乙肝感染的高发因素,拒绝毒品也就远离了各种传染病;其他如修足、文身、扎耳环孔、共用剃须刀和牙刷等也可传播,还有就是共用刮痧板和针灸针进行刮痧、针灸等造成血液渗出也是极其危险的,所以建议经常做有血液暴露风险的美容、中医保健治疗的患者单独应用自己的器械。

另一个密切接触的传播途径是性传播,和其他性传播性疾病,如 HIV、HCV 传染类似,多个性伴侣者,其感染 HBV 的危险性明显增高,因此,洁身自好可大大降低 HBV 感染几率,对有多个性伴侣者应定期检查,如性伴侣患有乙肝,自己要及时注射乙肝疫苗;还有就是和性交的方式有关,男男性行为、没有保护的性交和口交、肛交都会明显增加乙肝感染的几率,提倡性交时应用安全套。

可以看出,密切接触者感染乙肝的途径是多种多样的,有时候容易疏忽,很难预防,注射乙肝疫苗是最安全方便的方法,特别是高危人群,例如家庭中有乙肝患者,经常出差的人员、性工作者等,标准的注射疫苗产生抗体后,可以使感染的几率大大下降,但这也不能作为放松阻断传播途径的借口,生活中仍然要注意一些可能导致乙肝病毒交叉感染的细节。

二、丙型肝炎的预防

(一)血液透析的预防

血液透析患者无论在发达国家还是发展中国家均呈现 HCV 高感染率,欧洲一项研究报告显示,平均抗 HCV 阳性率高达 17.7%,透析中心 HCV 传播的机制可能和操作人员的手、手套和环境污染有关,透析患者的针刺部位连接和断开设备时经常有出血,医务人员常常频繁接触患者的血液和透析设备,如出现污染,常可导致 HCV 感染的暴发流行,因此,医务人员必须戴手套操作,尤其要在安置患者透析前洗手和更换手套,但有些透析中心护士短缺,病人较多,工作忙不换用手套,这些都是 HCV 感染的高危因素,另外,设立严格的隔离区也有利于防止 HCV 的感染的流行,我国《医疗机构血液透析室管理规范》要求,HCV 感染患者应当分别在各自的隔离透析间或隔离透析治疗区进行专机透析,治疗间和治疗区的血液透析机不可相互混用。

(二) 性接触和家庭内的预防

一般家庭内成员的接触不会增加 HCV 的交叉感染,但对于高流行区,家庭传播也可能是 HCV 传播的途径之一。夫妻间的性接触传播的风险是存在的,单一配偶间的传播风险是 3% 左右,随着性伙伴数量的增加,传播的风险也增大,特别是无性保护行为的性接触会增加传播的风险,有报道急性 HCV 感染传播 HCV 的比例更高,其性传播率为 15%。

第二节 乙型和丙型肝炎母婴传播的预防

一、乙型肝炎母婴传播的预防

在我国,母婴垂直传播是乙型肝炎的传播最主要的传播途径,特别是青少年乙型肝炎患者大部分都有乙肝家族史,如不进行母婴阻断,很容易传播给下一代,了解其传播的机制,对预防母婴传播是极其重要的,以下简单叙述母婴垂直传播的具体方式和预防方法。

(一) 怀孕期间传播(宫内感染)

怀孕期间,即孩子在子宫中的传播叫宫内感染,目前乙肝病毒宫内感染的机制尚不完全清楚,大多认为主要通过胎盘渗漏、胎盘感染等传播。胎盘组织的轻微裂伤,会使母血渗入胎儿的血液,造成宫内感染。先兆流产和先兆早产增加乙肝病毒宫内感染为这一学说的有力证明。这种感染较难预防,所幸这种感染的几率较低,对于"大三阳"母亲发生宫内感染胎儿的几率一般认为仅占围生期(即出生前后)乙肝婴儿在 5% 左右,"小三阳"同时 HBV DNA 定量检测不到的母亲宫内感染更低。

在这个时期感染的几率和母亲的病毒量有关,病毒量越高则宫内感染几率越高,因此,针对高 HBV 载量母亲,目前主要有两种方法:孕 28 周给母亲注射乙肝免疫球蛋白,或/服用拉米夫定或替比夫定。具体方法:孕 28 周开始,每 4 周肌内注射乙肝免疫球蛋白 200～400IU,直至临产,主要理由为乙肝免疫球蛋白由含抗-HBs 的人血清中提取纯化而制成,为乙肝病毒高浓度抗体;宫内感染和母血 HBV 浓度有一定的正比关系;宫内感染主要发生于怀孕后期三个月,鉴于此三点,球蛋白被利用于中和孕妇血中 HBV 浓度,从而达到减小宫内感染的目的。

但这些方法的有效性尚没有得到公认,有专家不主张应用,主要理由为:①宫内感染的原因尚不明确。②研究表明乙肝病毒的复制速度和数量比我们认为的大得多,所注射乙肝免疫球蛋白的剂量对乙肝病毒中和作用值得怀疑。更有临床研究表明,怀孕期用不用乙肝免疫球蛋白对于宫内感染发生的几率都一样,均为 5% 左右。③乙肝免疫球蛋白是浓缩的抗体,和体内的 HBV 抗原相作用,引起的复合物有可能损害母体肾脏。④大量使用有可能引起母体 HBV 病毒变异,令病情不可预测,还有可能导致乙肝疫苗失效。⑤血液制品,有可能传播一些血液传播性的疾病。

对于是否应用拉米夫定或替比夫定抑制病毒来预防宫内传播母亲也没有指南性的指导意见,要根据和患者的交流,了解应用此措施的利弊,在知情同意的情况下应用。

(二) 产时感染

产时感染是母婴传播最主要的传播方式,约占整个感染的 90%～95%,有研究发现在新生儿胃内容物检测 HBV 阳性率为 95%,脐血为 50%、羊水为 33%。因此,婴儿在母亲分娩过程感染乙肝的危险性最大,及时地注射乙肝疫苗和乙肝免疫球蛋白是最好的阻断方法,这一点在我国的《慢性乙型肝炎防治指南(2005 年)》中已有明确的说明:接种乙型肝炎疫苗是预防 HBV 感染的最有效方法。乙型肝炎疫苗的接种对象主要是新生儿,其次为婴幼儿和高危人群(如医务人员、经常接触血液的人员、托幼机构工作人员、器官移植患者、经常接受输血或血液制品者、免疫功能低下者、易发生外伤者、HBsAg 阳性者的家庭成员、男男性行为者或有多个性伴侣和静脉内注射毒品者等)。

乙型肝炎疫苗全程接种共 3 针,按照 0、1、6 个月程序,即接种第 1 针疫苗后,间隔 1 及 6 个月注射第 2 及第 3 针疫苗。新生儿接种乙型肝炎疫苗越早越好,要求在出生后 24h 内接种。接种部位新生儿为大腿前部外侧肌肉内,儿童和成人为上臂三角肌中部肌内注射。单用乙型肝炎疫苗阻断母婴传播的保护率为 87.8%。对 HBsAg 阳性母亲的新生儿,应在出生后 24h 内尽早注射乙型肝炎免疫球蛋白(HBIG),最好在出生后 12h 内,剂量应≥100IU,同时在不同部位接种 10μg 重组酵母或 20μg 中国仓鼠卵母细胞(CHO)乙型肝炎疫苗,可显著提高阻断母婴传播的效果。也可在出生后 12h 内先注射 1 针 HBIG,1 个月后再注射第 2 针 HBIG,并同时在不同部位接种一针 10μg 重组酵母或 20μg CHO 乙型肝炎疫苗,间隔 1 和 6 个月分别接种第 2 和第 3 针乙型肝炎疫苗(各 10μg 重组酵母或 20μg CHO 乙型肝炎疫苗)。后者不如前者方便,但其保护率高于前者。对 HBsAg 阴性母亲的新生儿可用 5μg 重组酵母或 10μg CHO 乙型肝炎疫苗免疫;对新生儿时期未接种乙型肝炎疫苗的儿童应进行补种,剂量为 5μg 重组酵母或 10μg CHO 乙型肝炎疫苗;对成人建议接种 20μg 重组酵母或 20μg CHO 乙型肝炎疫苗。对免疫功能低下或无应答者,应增加疫苗的接种剂量和针次;对 3 针免疫程序无应答者可再接种 3 针,并于第 2 次接种 3 针乙型肝炎疫苗后 1～2 个月检测血清中抗-HBs。接种乙型肝炎疫苗后有抗体应答者的保护效果一般至少可持续12年,因此,一般人群不需要进行抗-HBs监测或加强免疫。但对高危人群可进行抗-HBs监测,如抗-HBs<10mIU/ml,可给予加强免疫。

值得注意的是:目前有专家认为乙肝免疫球蛋白给婴儿注射的越早越好,有认为最好在婴儿出生1h内就给予注射,则保护性更高,因为大部分乙肝病毒的母婴传播是在分娩过程中发生的。此时,乙肝病毒刚刚进入新生儿体内,尚未进入新生儿的肝细胞。如果立即注射乙肝免疫球蛋白,就能很快将新生儿血液中的乙肝病毒中和掉,新生儿就不会再得肝炎了(宫内感染者例外)。如果乙肝免疫球蛋白注射得比较迟,乙肝病毒就可能抢先进入新生儿的肝细胞,再注射乙肝免疫球蛋白就会失败,因为乙肝免疫球蛋白一般是无法进入肝细胞里的。所以有专家呼吁应该在出生后立即给新生儿注射乙肝免疫球蛋白。

(三)产后传播

有研究表明,乙肝病毒检测阳性率在母亲的母乳为37.5%、母亲唾液为10.7%,这些结果提示产后传播也会存在,因此,对于HbsAg阳性的母亲不要给孩子母乳喂养,更不要把食物自己咀嚼后再喂给孩子,对孩子的碰伤等皮肤黏膜破损也要注意保护。

二、丙型肝炎母婴传播的预防

据欧洲国家报告HCV的母婴垂直传播发生率为1%～3%,因此,不推荐所有的孕妇常规筛查抗HCV。但是HCV合并HIV感染孕妇垂直传播的发生率较高,因此,HIV孕妇应该常规检查抗HCV,和垂直传播相关的其他因素包括HCV病毒载量、静脉吸毒等。没有证据证实剖宫产能降低HCV的垂直传播,因此,对于HCV载量高的育龄妇女,应该积极抗病毒治疗,HCV RNA清除后再考虑怀孕。

第三节　乙型和丙型肝炎职业暴露的预防

一、乙型肝炎职业暴露的预防

医务人员血源性传染病职业暴露是指医务人员在从事诊疗、护理、医疗垃圾清运等工作过程中意外被血源性传染病感染者或携带者的血液、体液污染了破损的皮肤或黏膜,或被含有血源性传染病的血液、体液污染了的针头及其他锐器刺破皮肤,还包括被这类病人抓伤、咬伤等,有可能发生被血源性传染病感染的事件(即意外事件或针刺事件)。

发生职业暴露后是否会感染上乙肝病毒和暴露的方式、程度和病人血液中的病毒量有关,美国职业安全与健康管理局(OSHA)对针刺伤感染的前瞻性研究表明,医务人员因一次乙肝病人血污染针头刺伤后,乙型肝炎的感染概率为6.00%~30.00%。职业暴露类型主要是锐器伤,造成伤害的锐器主要是输液器针头,其次是注射器针头和缝合针。

　　近年来,医务人员的职业暴露在医疗活动中虽严格按照操作规程进行但仍时有发生,特别是护士、手术科室和血液透析科室和实验室人员等,其中以护士发生职业暴露的几率为主,有资料显示血源性职业暴露护士发生率最高(75.79%),其次是医师(16.84%),其中以手术室护士更多见。一旦发生职业暴露要及时上报,并按照暴露后一系列规章制度进行,将危害降低到最大程度。

　　职业暴露的乙肝预防包括两个方面:一是预防针刺事件的发生,这就要求医务人员要在医疗行为中严格按照各项医疗技术操作规程进行各项技术操作,对于容易发生职业暴露的医疗器械要给以改进。其二是一旦发生职业暴露要严格按照暴露后的处理步骤进行,以有效预防乙肝感染的发生,一般发生职业暴露后首先按照以下步骤处理(图9-1)。

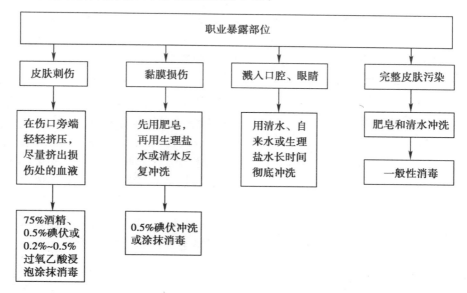

图9-1　乙型肝炎职业暴露处理流程图

　　发生暴露后除了及时处理伤口外,要根据不同情况采取不同的处理方法:

（一）医务人员未曾接种乙肝疫苗（或接种后无反应者）

　　1. 接触源病人 HBsAg（＋）,应在 24h 内肌注高效价乙肝免疫球蛋白

HBIG,效价 200IU/ml 以上,HBIG 注射愈早愈好,最晚不得超过 48h。同时建议实行乙肝疫苗的全程接种 0,1,6 个月方案,每次 10μg 肌注。对接种处理的医务人员进行血清学跟踪。

2. 接触源病人 HBsAg(一),可建议其接种乙肝疫苗。并对医务人员进行血清学跟踪。

3. 接触源病人不明时亦应在 24h 内肌注 HBIG,无论后来证实接触源病人是否 HBsAg(＋),亦可建议其接种乙肝疫苗。

(二) 医务人员已接种乙肝疫苗

抗-HBs 滴度≥10IU/ml,只需对医务人员进行血清学追踪。

(三) 医务人员已接种乙肝疫苗,但检查无抗-HBs 反应,或抗体滴度＜10IU/ml

1. 接触源病人情况不明或 HBsAg(＋),应按未接种疫苗情况处理。

2. 接触源病人 HBsAg(一),可建议其进行乙肝疫苗接种或加强针注射。

二、丙型肝炎职业暴露的预防

丙型肝炎职业暴露的预防除了暴露前的预防外,还包括暴露后检测和干预,暴露前的预防和乙型肝炎不同,目前还没有 HCV 疫苗,还主要依靠控制传染源和切断传播途径,本节主要讨论暴露后的检测和干预。

(一) 暴露后检测

一旦发现发生了 HCV 的职业暴露,应该立即对感染源进行基线抗HCV 检测,并对暴露于 HCV 后人员进行随访检测,暴露后 4～6 周可以进行 HCV RNA 的检测以早期诊断 HCV 感染,暴露后 4～6 个月可检测抗HCV 和 ALT 水平。职业暴露中以针刺暴露为主,但针刺后 HCV 感染比率低于 1％,一项荟萃分析显示 6956 例针刺暴露人员仅 52 例受伤者感染了HCV,感染率为 0.75％,其中欧洲较低为 0.42％,东南亚稍高为 1.5％,感染因素与感染者体内的病毒载量、污染器械和针刺深度,带入的液体量等有关,因此,要求医务人员在医疗过程中要严格遵守医院感染管理条例和操作规程。

(二) 暴露后干预

暴露后紧急处理和上报与 HBV 的职业暴露相同,在此不再累述。部分暴露后 HCV 感染者会自发性清除。暴露 6 个月后仍 HCV RNA 阳性者则发展为慢性感染。一旦发现 HCV 暴露,应尽快进行干扰素联合利巴韦林的治疗(详见 HCV 暴露后监测和抗病毒流程图 9-2)。

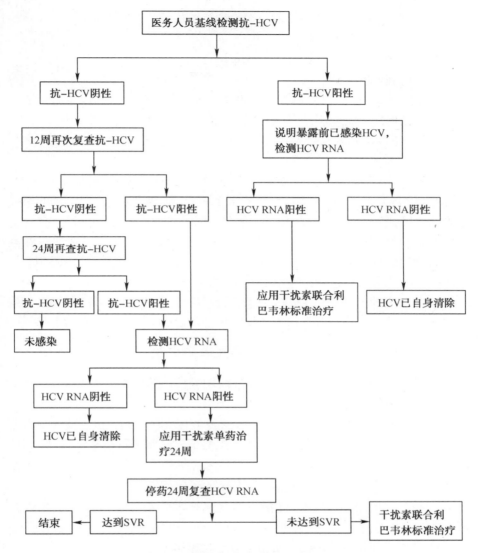

图 9-2　HCV 暴露后监测和抗病毒流程

附一　首都医科大学附属北京地坛医院病毒性肝炎消毒方法

1. 工作人员手消毒:用消毒洗手液清洗或用快速手消毒剂滞留擦拭。
2. 环境物品、物体表面、地面等擦拭、浸泡:

标准浓度:含氯 1000mg/L

配制比例:"84"消毒剂:水＝1∶50(2%)

作用时间:大于 60min

3. 血液、体液、分泌物、排泄物严重污染物品：

标准浓度：含氯 2000mg/L

配制比例："84"消毒剂：水＝1：25(4%)

作用时间：大于 120min

4. 血液、体液、分泌物、排泄物等消毒处理：

标准浓度：含氯 5000mg/L 即 5 份污物中加 1 份"84"消毒剂原液

作用时间：大于 120min

5. 空气消毒：

标准浓度：500mg/L 二氧化氯配制比例：1000ml 水加赛绿素 5g；方法：①按10～20ml/m³ 用量（每间病房约用水 1000ml 加赛绿素 5g）用电动气溶胶喷雾器对房间进行喷雾消毒，保持 1h 后开窗通风。②用敞口容器盛 4000mg/L 的赛绿素溶液按 4ml/m³ 用量（每间病房约用 250ml 水加赛绿素 10g），自然熏蒸消毒 10h 后开窗通风。

6. 消毒熏箱（用于不耐热不耐湿物品的消毒）：

消毒方法：先在熏箱上层放入拟消毒物品，注意物品之间留有空隙，用敞口容器加水10～－200ml，再加入赛绿素 1 袋(5g)，密闭熏箱消毒作用 2h。

附二　病房终末消毒方法

1. 清理房间，病人废弃物装入黄色垃圾袋按医疗废弃物焚烧处理；拆除床单、被罩、枕套等由洗衣房消毒清洗。

2. 关闭门窗。配制 500mg/L 赛绿素溶液按 10～20ml/m³ 用量（每间病房约 1000ml 加赛绿素 5g）用电动气溶胶喷雾器对房间进行喷雾消毒，保持 1h 后开窗通风。或用敞口容器盛 4000mg/L 的赛绿素溶液按 4ml/m³ 用量（每间病房约用 250ml 水加赛绿素 10g），自然熏蒸消毒 10h 后开窗通风。

3. 换上清洁床单、被罩、枕套后用臭氧床单位消毒机按操作说明进行消毒。

4. 对病房物体表面及地面用消毒液进行擦拭消毒。

第十章　慢性肝炎患者的健康生活指导

迄今为止,大多数慢性肝炎尚无彻底治愈的方法,疾病往往会伴随患者一生,因而会对患者日常生活的诸多方面造成不同程度的影响。医生应该重视对患者的健康教育和指导,促进患者合理安排饮食起居、工作、休息和锻炼,调适心理,从而减少疾病活动、延缓疾病进程,提高生活质量。

第一节　慢性肝炎患者的饮食及饮食治疗

慢性肝炎患者的肝脏功能受到损害,表现为解毒、转化、合成功能的不同程度降低,胆汁合成和排泄异常,消化和吸收功能下降。因此,慢性肝炎患者饮食的基本原则是:①营养素组成合理,营养均衡,要有利于肝脏细胞的再生和修复,不能增加肝脏的负担;②摄入量合适,既要满足身体的需要,又不能营养过度;③注意食物的软硬程度,消化的难易程度;④营养要个体化,要根据不同体质和疾病阶段进行调整;⑤禁忌食用对肝脏有毒性的食物。

一、慢性肝炎活动期的饮食

慢性肝炎活动期表现为不同程度的消化道症状,血液生化检查表现为明显的转氨酶或(和)胆红素升高。患者食欲缺乏,营养摄入往往不足。饮食要少量多餐,以清淡、容易消化的碳水化合物如面条、粥等为主,加适量蔬菜和水果,摄入量以患者感到舒适为度。不可强求患者增加进食,避免诱发恶心、呕吐。若饮食不足,可适当静脉输注葡萄糖、维生素、水和电解质,总热量能满足病人基本代谢需要即可。对于基础营养状况较差、进食量显著减少超过1周或老年病人,应给予补充适当的复合氨基酸。

随着消化道症状缓解,患者食欲逐渐改善,逐渐增加饮食量,减少静脉液体的输入。应增加蛋白质和不饱和脂肪酸的摄入,这些食物有利于肝细胞的再生修复。蛋白质来源可选择大豆制品、奶、鸡肉、淡水鲜鱼等脂肪含量少的优质蛋白,不饱和脂肪酸主要来源于植物油。饮食量的增加要逐渐增加、循序渐进,逐渐过渡到普通饮食。恢复期的饮食总热量要根据病人体力活动量来调整,避免过度营养。应避免摄入大量蔗糖、葡萄糖,造成肝细胞内脂肪堆积,对肝炎恢复不利。

二、慢性肝炎缓解期的饮食

随着抗病毒治疗的日益普及,大部分慢性肝炎患者能够较长时间保持肝脏功能正常,处于慢性肝炎的缓解期。此期可以保持正常的饮食,强调均衡饮食。基本原则如下:

(一) 合适的热量

保持热能收支平衡,根据体力活动情况调整总热量摄入。从事轻度体力活动者的热量需要是每千克(理想)体重 126～147kJ,中等体力活动者是147～168kJ,而卧床患者只需要 84～105kJ。

(二) 充足的蛋白质

足量的蛋白质营养可以维持氮平衡,改善免疫力,有利于肝细胞损伤的修复与再生。慢性肝炎病人应摄入每日每千克体重 1.5～2.0g 优质蛋白,即成年病人每日大约需要 80～100g 优质蛋白质。优质蛋白质中氨基酸配比接近人体的需要,可以节约蛋白质,并且能够减轻肝脏的负担。尽管动物蛋白比植物蛋白的氨基酸构成更与人体接近,但慢性肝炎患者消化和吸收动物蛋白的能力有所减低。因此,动植物蛋白可以各半较为合理。

(三) 适量的碳水化合物

碳水化合物应提供总热量的 50%～70%,成人每日大约需要供给碳水化合物 200～400g。碳水化合物不仅能保证慢性肝炎病人总热量的供给,而且能减少身体组织蛋白质的分解、促进肝脏对氨基酸的利用、增加肝糖原储备、增强肝细胞的解毒能力。碳水化合物应以淀粉类、膳食纤维等天然多糖食物为主,不宜过多食用蔗糖、葡萄糖、果糖等。超过身体需要的碳水化合物摄入,将转化为脂肪积存,引起高血脂、脂肪肝及肥胖,反而增加肝脏负担,不利肝脏功能恢复。以往主张"高糖饮食"的说法是不正确的。

(四) 适当限制脂肪饮食

成人每日脂肪供给量一般在 40～60g,或占全日总热能的 25%左右为宜。脂肪是三大营养要素之一,其所提供的不饱和脂肪酸是身体的必需营养素,其他食物无法代替,所以不能过分地限制。另外,摄入适量的脂肪有利于脂溶性维生素(如维生素 A、E、K 等)等的吸收。慢性肝炎病人的食欲下降,经常合并胆囊疾病,脂肪性食物常常摄入不足,慢性肝炎患者体内不饱和脂肪酸不足、低胆固醇血症、脂溶性维生素缺乏比较常见。因此,慢性肝炎病人需要进食适量的脂肪食物,根据患者耐受情况进行个体化指导。脂肪肝、高脂血症者、胆囊炎急性发作期的慢性肝炎病人则应限制脂肪。

（五）重视维生素和矿物质的摄入

维生素对肝细胞的解毒、再生和提高免疫等方面有重要作用,维生素 C、E、K 等有利于肝脏功能的恢复。但要注意维生素需求量较小、体内储存能力有限,适量补充有益于健康。长期大量服用维生素则有害,尤其是脂溶性维生素还会导致蓄积中毒,慢性肝炎病人"高维生素"补充的观点是不科学的。补充维生素主要以食物补充为主,在摄入不足的情况下适量补充维生素制剂还是有益的。慢性乙肝患者容易发生缺钙和骨质疏松,坚持饮用牛奶或适当服用补钙药物是有必要的。补充维生素 D 有利于钙的吸收和利用,而慢性肝炎患者维生素 D 在肝脏的活化有不同程度的影响,服用维生素 D 达不到效果,应补充有活性的维生素 D_3 为宜。

（六）戒酒、避免损害肝脏的物质摄入

乙醇能造成肝细胞的损害,慢性肝炎病人肝脏对乙醇的解毒能力下降。即使少量饮酒也会加重肝细胞损害,导致肝病加重,因此,肝炎病人应严格戒酒。慢性肝炎病人肝脏的解毒能力下降,霉变食物中的毒素、食品中加入的防腐剂和着色剂等均会增加肝脏的负担,慢性肝炎病人应避免食用上述食品。

（七）饮食要配合慢性肝炎的治疗

抗病毒是慢性肝炎的基本治疗,药物会不同程度地影响患者的饮食和营养状况。尤其是干扰素治疗期间,患者食欲下降、体重减轻、贫血等问题较为普遍,而口服核苷类似物对食欲的影响较小。干扰素治疗期间出现白细胞减少及贫血的患者,应增加维生素丰富的蔬菜和水果,贫血者适当增加瘦肉和香菇等含铁较多的食物。

三、重症及肝衰竭患者的饮食

重症患者及肝衰竭患者普遍存在不同程度的低蛋白血症、低血糖、低脂血症,患者的营养摄入严重不足。多数需要静脉营养支持,但也要重视胃肠内营养的重要性。胃肠内营养不仅提供营养支持,而且在维持胃肠道的功能、减少肠道菌群失调和异位、减少内毒素的产生和吸收、预防应激性溃疡出血的发生等方面有重要意义。如果患者能够经口进食,就应提供适当和适量的食物。不能经口进食的病人,也要争取下鼻胃管来进行胃肠内营养。饮食以碳水化合物为主,提供充足的水溶性维生素,适当补充膳食纤维、谷氨酰胺、支链氨基酸等制剂。限制蛋白质、脂肪类食物的摄入,以免加重或导致肝性脑病。饮食要少量多餐,以容易消化的软食、半流食为主。严重低血糖经常发生在夜间,这对肝细胞再生极其不利,因此,夜间应加餐 2～3 次,也可适当进食含蔗糖、葡萄糖或果糖的食物。既往临床医师只重视静脉给药营养,近年来,重症患者的营养支持治

疗逐渐得到重视。

四、肝炎肝硬化患者的饮食

肝硬化患者普遍存在营养不良,患者肝脏功能严重受损,肝脏代谢能力明显下降,经常出现各种严重并发症。患者的饮食治疗非常重要,但要强调个体化,不同阶段的饮食要灵活调整,不可一概而论。

门脉高压和食管静脉曲张是该阶段患者的一个突出特点,饮食务必要细软、刺激小的食物,避免质硬的坚果类、粗纤维的蔬菜,避免过冷或过热食品,进食带刺鱼和带骨肉时一定要小心谨慎,要细嚼慢咽,防止曲张静脉破裂大出血。有腹水时,应低盐限液。每日钠摄入量不超过 500mg,根据腹水的程度限制液体摄入量在 500～1500ml 左右。

营养素的补充更要因人、因时而异。无肝性脑病的肝硬化患者,可根据慢性肝炎的饮食原则补充三大营养素、维生素和微量元素。反复发生肝性脑病的肝硬化病人,大多不能耐受正常生理需要量的蛋白质,因此,应在肝性脑病发作时严格限制蛋白质饮食,而在肝性脑病缓解后由少量开始逐渐增加蛋白质摄入。可适当通过静脉补充含有支链氨基酸的必需氨基酸制剂,增加饮食中碳水化合物的比例来减少蛋白质分解产能。肝硬化病人肝糖原储备不足、糖耐受能力下降,容易发生低血糖和糖尿病,需要特别注意评价。

五、慢性肝病的饮食误区

慢性肝炎病人经常会感觉体力不济和体质下降,容易被社会上流传的错误观念蛊惑,迷信"补品"最为常见。肝病病人进食"补品"争议较大,要正确认识和对待"补品"的作用。"补品"可分为"食补"和"药补"两类,但中医的食补与药补很难截然区分开来。中医认为急性肝炎及慢性肝炎多与湿热有关,热蕴藏于肝脏,导致气机阻滞。而甲鱼、人参、鹿茸、蜂王浆等属于热性,并不适合所有的肝病病人,乱服"补品"导致病情加重的并不少见。而从现代营养学的角度来讲,这些东西的营养价值并不比常用食物更好。因此,不可迷信"补品"和"药膳",盲目进补。如希望进食"补品"建议向有经验的中医师咨询。

第二节 慢性肝炎患者的身体锻炼

体育锻炼对于提高慢性肝炎患者身体功能和生活质量有着重要的意义,但应注意根据肝病的不同类型、病情、病程,以及年龄、心肺功能等,合理规划锻炼时机、运动方式、运动量等,做到劳逸结合。

一、急性肝炎

早期病人应住院休息治疗,尽量减少体力和脑力活动,多卧床休息,但可从事起居等个人生活活动。恢复期的病人应逐渐增加身体锻炼,可先进行散步、太极拳等运动量较少的活动,等肝功能正常 3 个月后可逐渐恢复正常的体育锻炼。

二、慢性肝炎

活动期的病人也应住院休息治疗,不适宜进行身体锻炼,劳累是慢性肝炎病情加重的常见因素之一。当肝脏炎症明显改善,肝功能轻度异常时,体育锻炼的原则同急性肝炎恢复期。当肝功能恢复正常后,病人则应该逐渐增加运动量,但要注意循序渐进的原则,一定要量力而行。应以散步、慢跑、游泳、体操等有氧运动为佳,不适合竞技性强的体育锻炼。总的原则是运动量的增加以不感疲劳为度,每次运动以自觉稍微出汗则可。部分服用核苷类抗病毒药物的患者会出现横纹肌溶解,抗病毒治疗期间要注意肌肉无力、疼痛、肿胀等症状,一旦有上述症状应暂停体育锻炼,寻求专科医生帮助。

三、肝硬化期

出现严重并发症的病人应卧床休息,但可以在病床上进行握拳、抬举四肢等轻度锻炼,可以防止肌肉萎缩。当并发症控制后,可以进行散步、太极拳、门球等轻微的体育锻炼。严禁剧烈运动和长时间运动。

第三节　慢性肝炎患者的心理调节指导

由于疾病带来的不适、对工作和生活的影响、经济方面的压力,加之社会上存在对慢性肝炎的歧视现象,慢性肝炎患者的心理问题十分常见,需要积极引导和疏导。

一、慢性肝炎患者心理问题的表现

(一) 忧郁

担心发展为肝硬化和肝癌,尤其是当目睹亲人或病友病故时。认为疾病治疗无望,忧心忡忡。当发现自己的亲人感染乙型或丙型肝炎后,患者会产生强烈的内疚和负罪感。

(二) 焦虑

由于周围人的疏远、单位的歧视、就业入学等方面的歧视,患者常产生明显的孤独感和焦虑,尤其是当治疗效果不满意时。过度关注自身的感觉和感受,对身体的任何细微变化都有感觉过敏,可出现头痛,失眠,注意力不集中、食欲下降等。

（三）过分参与

四处求医,误信偏方,提出一些不科学、不切合实际的想法和要求。不能遵从医嘱服药,或滥用药物。

（四）绝望与任性

极少数慢性肝炎病人因病程较长、治疗效果不满意,而对自己病情的恢复产生失望甚至绝望的心理。拒绝治疗,不进行保健,甚至自伤。

二、缓解肝病病人心理压力的方法

积极对患者进行乙型和丙型肝炎的健康宣教,使其认识疾病的客观规律,树立战胜疾病的信心,保持乐观向上的积极生活态度。随着医疗技术的进步,慢性乙型肝炎和丙型肝炎的治疗已经取得了显著的进步,新的疗法和药物在不断进步,慢性肝炎并不是不治之症。与患者建立良好的医患关系,医生要具有积极向上的心态和和蔼的态度。指导患者进行行为干预,制订出切合实际的生活目标。引导患者通过参与肝病患者协会,以便相互鼓励、交流心得,释放心理的压力。此外,要对患者家属、单位同事等进行病毒性肝炎相关知识的培训,指导正确的预防方法,避免其盲目恐慌和防护过当,给患者造成心理压力。

第四节　慢性肝炎患者的工作与婚育

一、工作与休息

肝病病人能否工作? 何时工作? 主要取决于病情的程度和工作的劳动强度。尽管休息有利于肝病的康复,但在病情允许的情况下恢复一定的工作,使病人尽早回归社会,可以大大缓解病人的心理压力、避免心理障碍的发生,改善病人的体质。一般来说急性肝炎治愈后 1 个月,复查肝功能正常,即可恢复办公室类工作。连续监测肝功能正常 3 个月后,可考虑从事轻体力工作;如 6 个月后仍无明显症状和体征、肝功能持续正常,可逐渐恢复中等程度体力劳动。急性肝炎治愈 1 年后方可从事重体力劳动和剧烈运动。慢性肝炎经治疗临床症状基本消失、肝功能正常连续 2～3 个月可逐渐恢复轻体力消耗的工作,持续正常一年内可考虑中等强度的劳动。肝硬化病人如没有肝性脑病、腹水等并发症,且肝脏炎症基本静止 3 个月以上,也可适当考虑轻度劳动。但需要强调慢性肝病患者,在恢复正常工作后,一定要循序渐进,要量力而行,开始时可半天上班,避免夜班、加班,应注意在中午适当休息。再次出现疲劳、食欲差、尿黄等症状,或发现肝功能异常时,应停止工作。

二、结婚与性生活

结婚与性生活是正常成年男女的正常生理需求,正常的性生活有利于身心的健康。慢性肝炎患者要根据疾病和体质状况合理安排结婚和性生活,作好肝炎性传播的预防。

(一)性传播的预防

乙型肝炎已经有疫苗进行预防,在婚前应对配偶进行乙肝病毒血清学检测,并考虑进行乙肝疫苗接种。如果配偶未获得乙肝免疫力前,应使用安全套进行预防。丙型肝炎目前尚无预防性疫苗,性生活中需要使用安全套进行预防。

(二)性生活的安排

性生活对体力有一定的消耗,但适度安排性生活频度,不会对肝病产生不利影响。因怕肝病加重而拒绝性生活也是不可取的。慢性肝炎和肝硬化代偿期病人,应控制性生活的频度,以性生活的第二日不感到倦怠、乏力、腰酸为度。但急性期或慢性乙肝肝功能明显异常者,暂时不宜结婚和性生活。

三、病毒性肝炎患者的生育

(一)乙型肝炎患者的生育

1. 急性乙型肝炎的生育　急性肝炎患者不宜考虑生育,应安排在病愈 6 个月以后。女性在妊娠期间发生急性肝炎,应住院治疗。妊娠早期合并急性肝炎,一般不影响胎儿发育、导致畸形、影响孕妇的预后。而妊娠中、晚期合并急性乙肝,则易导致死胎、流产,孕妇重型肝炎的发生率也明显增高,应加强治疗,必要时要考虑终止妊娠。

2. 慢性乙肝患者的生育　妇女在准备生育时应进行全面的肝功能检查,综合评定其肝脏的代偿能力,如果肝功能不正常,则不要考虑妊娠。妊娠可加重慢性肝炎的发展,少数甚至进展为肝衰竭,有报告孕妇合并病毒性肝炎的病死率高达 5.4%～6.6%。因此,只有在肝脏炎症显著改善、肝功能连续正常 6 个月以上方可考虑妊娠。准备生育前应咨询专科医师,进行乙肝五项及 HBV-DNA 检测,评价传播给婴儿的风险。目前的预防措施可使乙肝孕妇的新生儿乙肝感染率降低至 10% 以下,婴儿出生时要采取保护性被动及主动免疫措施。男性慢性乙肝患者对生育的影响较小,通过精子感染婴儿的机会极低。

3. 核苷类抗病毒治疗与生育　许多慢性乙肝患者需要长期服用核苷类抗病毒药物,核苷类药物具有潜在的致畸风险,可能会与生育计划产生冲突。拉米夫定、替比夫定和替诺福韦的生殖安全性较高,可在专科医师指导下慎重应用于妊娠期间的抗病毒治疗。

(二) 丙型肝炎患者的生育

丙型肝炎的母婴垂直感染率大约为 2%～8%。目前尚无有效的阻断方法。因此,建议丙型肝炎妇女在进行抗病毒治疗完成后,病毒载量降至不可测水平,再考虑生育计划。

(三) 肝硬化与生育

肝硬化病人由于内分泌的异常,受孕的成功率极低。因妊娠易使病情加重,威胁孕妇及胎儿的安全,因此,肝硬化妇女生育风险较大,不建议妊娠。